医学影像学图像后处理技术与诊断

主　编　陈　兵　金群华

副主编　丁伟伟　张正平

编　委（按姓氏汉语拼音排序）

陈　兵　陈志强　丁伟伟　龚　瑞　侯明丽

贾　晶　金群华　刘　珊　吕秀玲　石　慧

王晓东　王艺霖　吴林桦　闫少宁　张怀瑢

张瑞荣　张正平

科学出版社

北　京

内 容 简 介

医学影像学近年来发展较快,其优势及临床应用价值得到临床医师的广泛认可。本书共分为四章,内容涉及头颈部、胸部、腹部以及肌肉骨骼系统。编者选用大量典型病例,简明扼要地介绍了医学影像后处理方法及图像展示,以病例形式详细阐述了医学影像后处理技术的一些技巧及方法,对医学影像后处理技术进行了全面分析,旨在更好地指导临床实践,提高医学相关学生的学习兴趣及积极性,同时帮助医学影像专业学生以及放射科医师熟练掌握重建技术,从而准确诊断疾病。

本书适于医学影像专业学生及放射科医师使用,是一本实用性较强的教学用书。

图书在版编目(CIP)数据

医学影像学图像后处理技术与诊断/陈兵,金群华主编 . —北京:科学出版社,2023.3

ISBN 978-7-03-074486-9

Ⅰ . ①医… Ⅱ . ①陈… ②金… Ⅲ . ①医学摄影 – 图像处理②影像诊断 Ⅳ . ① R445

中国版本图书馆 CIP 数据核字(2022)第 252907 号

责任编辑:王 颖/责任校对:宁辉彩

责任印制:赵 博/封面设计:陈 敬

科学出版社 出版

北京东黄城根北街 16 号
邮政编码:100717
http://www.sciencep.com

北京中科印刷有限公司印刷
科学出版社发行 各地新华书店经销

*

2023 年 3 月第 一 版 开本:787×1092 1/16
2025 年 1 月第二次印刷 印张:5 1/2
字数:148 000

定价:49.80 元

(如有印装质量问题,我社负责调换)

序

医学影像学是临床医学重要的组成部分，也是当前医学前沿发展比较快的学科之一。随着计算机及其相关技术的迅速发展以及图像后处理技术的日渐成熟，影像学已经融入医学的各个领域，其不仅能为临床诊断和治疗提供可靠、准确的影像识别，还能精准地评价肿瘤治疗后的疗效，为临床进一步诊疗提供科学的依据。3D 打印作为影像技术"实体化"的延伸，使得其在医学应用领域有了更多的可能，真正开创了数字化医疗的新时代！

全书共分为四章，分别在头颈部、胸部、腹部及肌肉骨骼系统方面详细阐明了相关疾病的影像学后处理技术与诊断。本书旨在培养医学本科生、规培生对医学影像学的学习兴趣；使学生能熟练掌握医学影像图像的后处理技术，能更好更快地发现病灶，进而对病变做出精准诊断和治疗后效果评价等；同时，加强学生将理论知识应用于临床实践的能力，提高学生的医学影像学操作技能。编者根据多年临床和医学影像学应用的经验，查阅大量文献、收集典型病例，从临床角度出发，力求将经典病例和医学影像学图像后处理技术有机结合，做到删繁就简、言简意赅。本书还详细阐述了医学影像学图像后处理技术的一些技巧及方法，并对计算机断层扫描（CT）图像后处理技术进行了阐述和说明。本书通过介绍计算机软件处理医学影像的方法，为医学生提供了更加精确、可靠的判断依据，使医学生能更加深入地分析患者的病情，从而进一步提高了医学生的医疗技术水平。本书详略得当、重点突出，可供医学影像专业学生及放射科医师使用。由于作者水平有限，可能存有不当之处，恳请各位读者不吝赐教，以便再版时勘正。

陈 兵

2022 年 7 月 1 日

目　　录

第一章 头 颈 部

医学影像技术在脑血管病临床诊疗以及临床研究中具有重要的地位。脑卒中、短暂性脑缺血发作（TIA）与脑血管病变密切相关。血管影像检查可帮助临床医生了解血管的闭塞部位、有无斑块及斑块的性质，有无血管畸形、动脉瘤等，对了解病因、制定精准化治疗方案、判断预后具有重要的意义。计算机体层血管成像（CTA）的空间分辨率较高，对判断颅内外动脉狭窄情况的可靠性高。比较 CTA 和数字减影血管造影（DSA）后发现，CTA 在诊断无症状性血管异常方面具有 95% 以上的敏感度和接近 100% 的特异度，阳性和阴性预测值均超过 97%。虽然新的多排 CTA 已显著提高了瞬时图像的分辨率，但空间分辨率仍低于 DSA。随着技术的进一步发展，CTA 作为一个有效的脑血管病评估工具的应用前景会更广阔，并有可能在未来替代 DSA 诊断的功能。另外，计算机体层灌注（CTP）的灌注影像已经成为评估脑卒中患者脑血流灌注情况的常规手段。尽管还缺乏一定的证据证明灌注影像是脑卒中评估的一项必不可少的检查，但多个研究机构已经开始利用灌注影像来筛选患者进行血管重建。

螺旋 CT 扫描技术以及多平面重组（MPR）、三维重建等 CT 图像后处理技术在指导治疗和制定手术方案等方面作用显著。CT 图像消除了 X 线平片的重叠伪影，空间分辨率提高，病变处经一次螺旋扫描后，用薄层数据做多平面重组可以将病变在横断面、冠状面、矢状面重组和任意角度斜面重组或曲面重组（CPR）。CT 图像可显示细微的撕脱性骨折、X 线平片为阴性的隐性骨折等；还可清晰地显示中耳结构，如听骨链、半规管等细小结构。此外，三维图像可以任意旋转，以不同视角立体、直观地显示头颅的三维形态。头颈部 CTA 是一种简便、快捷、无创的血管显影技术，经静脉注射对比剂，在受检者靶血管内对比剂的充盈高峰期（理想状态是处于最高峰且兴趣区内血管腔的对比剂充盈均匀）利用螺旋 CT 扫描技术进行连续的原始数据采集，然后运用计算机的后处理功能重建靶血管，形成的血管图像应用于疾病的诊断。

第一节 脑血管病 CT 图像后处理

一、颅内血管重建扫描后处理技术

（一）适应证

1. 脑血管病 包括急性脑出血、脑梗死、动脉瘤、脑内动静脉畸形（AVM）、脑内动静脉瘘（AVF）及脑动脉狭窄。

2. 颅内肿瘤 可显示肿瘤的部位、形态、大小、范围及血供等。

（二）检查技术

1. 检查前准备 头颈部去除金属伪影。

2. 扫描范围及方法

（1）扫描范围：从颅顶至下颌水平，以第三颈椎至第四颈椎（C3～C4）为基准线。

（2）扫描方法：先行正位定位像，而后根据定位像确定扫描范围执行 CT 平扫及增强扫描。

3. 扫描模式 推荐宽体 Axial 模式（Helical 备选）。

4. 扫描参数

（1）16 排。探测器：2cm；转速：0.5～1.0s/rot；扫描野（SFOV）：head；电压：100～120kV；电流：300mA；Helical：推荐螺距 1.375∶1；层厚/层间距：5mm/5mm。

（2）64 排。探测器：4cm；转速：1.0s/rot；SFOV：head；电压：100～120kV；电流：300mA；Helical：推荐螺距 0.938∶1；层厚/层间距：5mm/5mm。

（3）128 排。探测器：8cm；转速：0.5s/rot；SFOV：head；电压：100～120kV；电流：300mA；Helical：推荐螺距 0.938∶1；层厚/层间距：5mm/5mm。

（4）双源。探测器：5.76cm；转速：1.0s/rot；SFOV：head；电压：100～120kV；电流：300mA；Helical：推荐螺距 0.9∶1；层厚/层间距：5mm/5mm。

5. 对比剂的使用

（1）增强方法：智能追踪方法（SmartPrep），动脉标记点选择颈内动脉段，CT 阈值设定为 150HU，最短延时 3s。

（2）造影剂推荐：碘含量为 350mgI/ml、370mgI/ml、400mgI/ml，总量为 50ml 或者身体质量指数（BMI）×0.2×10。

（3）造影剂注射方案：一次性注射相关造影剂 50ml，随后注射生理盐水 30ml。

（4）造影剂注射速度：推荐使用 5ml/s 或者 BMI×0.2。

（5）动静脉畸形：扫描方案与 CTA 大致相同，CT 阈值设定为 150HU，最短延时 5s。

（6）重建算法：Stnd 标准重建算法，重建层厚/层间距为 0.625mm/0.625mm。

（三）图像后处理

1. 从患者列表中选择相应患者对应下的 0.625mm 重建图像，利用 AutoBone Xpress 进行图像加载，加载完成后会自动获取去骨血管图像，包括曲面重组（CPR）、血管拉直图像、最大密度投影（MIP）、容积重建（VR）等，可根据需要选择相应对应血管图像进行观察。常规颅内动脉 CTA 重建图像模板如图 1-1 所示。

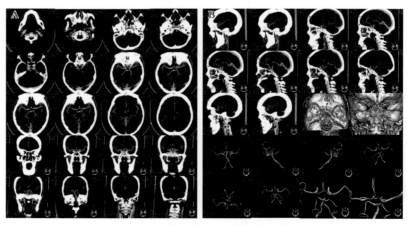

图 1-1　颅内动脉 CTA 重建图像模板

A. 轴位图像+冠状位图像；B. 矢状位图像+容积重建图像

2.动脉瘤分析：选择 StrokeVCAR 软件自动提取动脉，分析动脉瘤的大小、形态、表面是否光整，瘤颈与载瘤动脉的关系等参数。

3.脑卒中 CT 灌注后处理可用 4D perfusion CT 软件，选择动、静脉标记点，完成镜像对称，得到脑血流量（CBF）、脑血容量（CBV）、平均通过时间（MTT）、达峰时间（TTP）及脑组织储存血液功能达到最大值的时间（T_{max}）等参数。

二、图像后处理操作方法

容积重建操作方法：以扫描容积内像素密度直方图的不同峰值代表不同的组织，然后计算每个像素的不同组织百分比，换算成不同灰阶，以不同灰阶及不同的透明三维显示容积内的各种结构。可旋转至任意角度，主要用于三维立体观察血管情况。

多平面重组操作方法：利用三维重建技术对 CT 采样获得的数据进行任意方位的断层图像重组，包括平面重组和曲面重组。多平面重组主要用于观察血管的比邻关系和将迂曲血管在一张图上显示。选择数据进入 3D Viewer，AutoBone XPress HEAD 进行多平面重组，可以同时显示轴位、矢状位、冠状位及任意角度斜位图像，常用窗宽（WW）调至900，窗位（WL）调至 300。

最大密度投影操作方法：将扫描后的三维数据叠加，以操作者选定的方向作为投线方向，将该投线方向三维数据中的最高密度体素投影到二维数据中，其余体素则被删除。最大密度投影主要用于观察血管钙化的情况。常用 MIP 调至 17.1。

（一）颅内动脉瘤三维重建后处理

【病例 1-1】

1.基本资料 患者，男性，56 岁。

2.临床资料

（1）主诉：晕厥 1 次，间断恶心、呕吐 6 小时，加重伴意识不清 1 小时余。

（2）现病史：患者家属诉患者上午 8：40 左右晕倒在地，3 分钟后意识清楚，醒后开始恶心、呕吐，呕吐呈喷射状，呕吐物为胃内容物，意识烦躁。患者无意识丧失及四肢感觉、运动障碍。就诊于当地医院，查颅脑 CT 提示"蛛网膜下腔出血"。接诊医生建议转上级医院就诊，遂由 120 救护车转至我院急诊科，完善颅内动脉（含上颈部）CT 三维重建。

3.影像资料

（1）检查项目：颅内动脉（含上颈部）CT 三维重建。

（2）影像描述

颅脑 CT 轴位平扫：双侧侧脑室、第三脑室积血，大脑镰、小脑幕、鞍上池、环池、桥前池及部分脑沟内线样高密度影呈铸型，脑沟变浅，如图 1-2 所示。

颅内 CTA：前交通动脉可见一瘤样突起，表面不光整，大小约 13.9mm×6.1mm，瘤径约 4.8mm，载瘤动脉为前交通动脉。右侧大脑前动脉 A1 段未见显示。

（3）诊断：①前交通动脉瘤；②脑室内积血；③蛛网膜下腔出血。

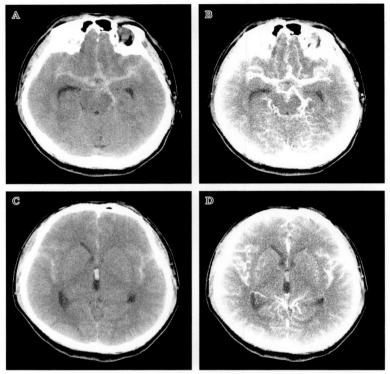

图 1-2　颅脑 CT 平扫+增强图像（WW：100；WL：40；层厚：5mm；层间距：5mm）

A～B.蛛网膜下腔出血，环池、桥前池内积血；C～D.第三脑室少量积血，蛛网膜下腔出血

4. 图像后处理

（1）多平面重组：采用病变区轴位、冠状位、矢状位，分别测量动脉瘤的长、宽、高及瘤颈的宽度，采用 Multi Oblique 任意调节方位选择最佳平面显示动脉瘤与载瘤动脉的关系，如图 1-3 所示。

（2）最大密度投影：常用 MIP 调至 17.1，可自行调节大小显示不同程度的叠加效果用于观察血管走行、管腔粗细、管壁是否光滑等，如图 1-3 所示。

（3）容积重建：显示病变的前面观、后面观、右侧面观、左侧面观、上面观、下面观，如图 1-4 所示，将动脉瘤局部放大，清楚显示瘤体的形态、大小和载瘤动脉，如图 1-5 所示。

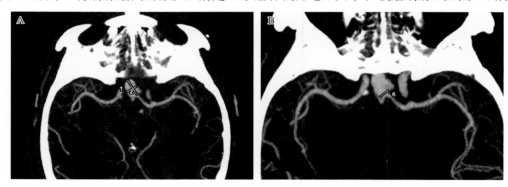

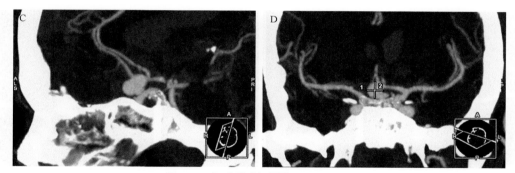

图 1-3　多平面重组图像（MIP17.1）

A～B.轴位图像；C.矢状位图像；D.冠状位图像

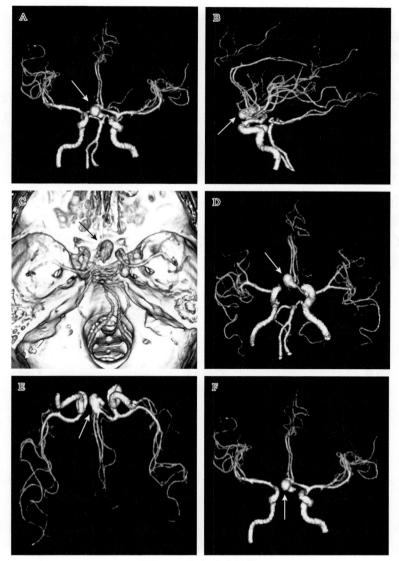

图 1-4　容积重建图像

A～D.颅内动脉环容积重建图像，动脉瘤（↑）；E、F.前循环容积重建图像，动脉瘤（↑）

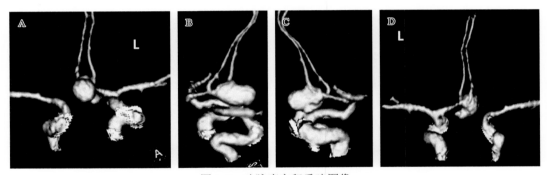

图 1-5　动脉瘤容积重建图像

A. 正面观图像；B. 右侧面观图像；C. 左侧面观图像；D. 后面观图像

【病例 1-2】

1. 基本资料　患者，男性，33 岁。

2. 临床资料

（1）主诉：突发头痛伴恶心 4 天。

（2）现病史：患者 4 天前劳累后出现头痛伴恶心，无呕吐，未见抽搐发作，就诊于当地医院。测量血压为正常，患者便自行回家口服药物对症治疗，头痛症状不缓解，症状加重，伴恶心，遂再次就诊于当地医院，颅脑 CT 检查提示脑出血，为求进一步诊治，转至我院急诊科，行颅内动脉（含上颈部）CT 三维重建。

3. 影像资料

（1）检查项目：颅内动脉（含上颈部）CT 三维重建。

（2）影像描述

颅脑 CT 轴位平扫：左侧额顶叶条片状高密度影，较大截面范围约 3.2cm×1.8cm，周围见低密度水肿带，如图 1-6 所示。

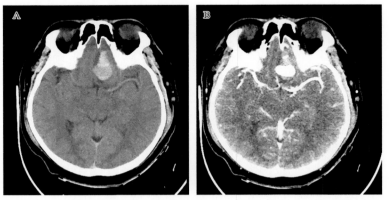

图 1-6　颅脑 CT 平扫+增强图像（WW：100；WL：40；层厚：5mm；层间距：5mm）

A. 平扫图像：左侧额叶脑出血；B. 增强图像：左侧额叶脑出血并类圆形异常强化

CTA：左侧眼动脉增粗，左侧眼动脉近大脑镰旁见迂曲增粗血管团，并见瘤样突起，大小约 20mm×12mm×12mm，瘤颈宽约 5.4mm，载瘤动脉为左侧眼动脉。

（3）诊断：①左侧眼动脉血管畸形并动脉瘤破裂；②左侧额顶叶脑出血。

4. 图像后处理

（1）多平面重组：采用病变区轴位、冠状位、矢状位，分别测量动脉瘤的长、宽、高及瘤颈宽度，采用 Multi Oblique 任意调节方位选择最佳平面显示动脉瘤与载瘤动脉的关系，如图 1-7 所示。

（2）最大密度投影：常用 MIP 调至 17.1，可自行调节大小显示不同程度的叠加效果用于观察血管走行、管腔粗细、管壁是否光滑等，如图 1-7 所示。

（3）容积重建：显示病变的前面观、后面观、右前斜位、左前斜位、左侧面观、带骨容积重建等，如图 1-8 所示，将动脉瘤局部放大，展示瘤体与载瘤动脉的关系，如图 1-8、图 1-9 所示。

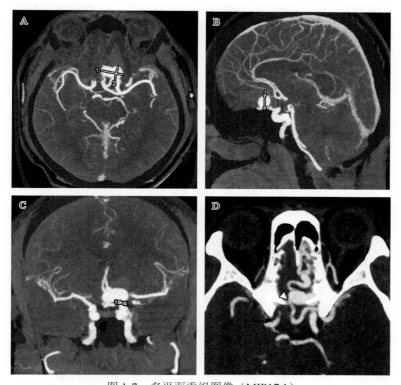

图 1-7 多平面重组图像（MIP17.1）

A. 轴位图像；B. 矢状位图像；C. 冠状位图像；D. 轴位局部放大图像，动脉瘤（↑），载瘤动脉（△）

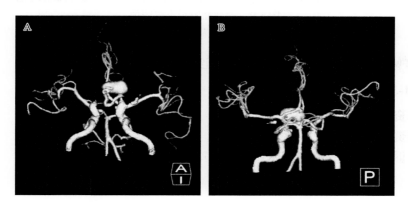

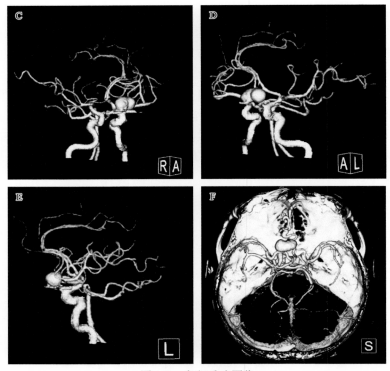

图 1-8 容积重建图像

A～E. 颅内动脉环容积重建图像；F. 带骨容积重建图像

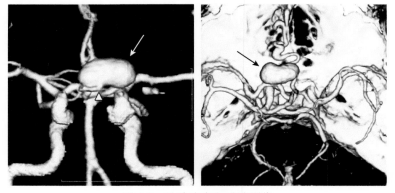

图 1-9 动脉瘤容积重建图像

动脉瘤（↑），载瘤动脉为增粗迂曲的眼动脉（△）

（二）颅内动脉瘤夹闭术后三维重建后处理

【病例 1-3】

1. 基本资料 患者，男性，63 岁。

2. 临床资料

（1）主诉：颅内动脉瘤夹闭术后 2 个月复查 CTA。

（2）现病史：左侧大脑中动脉的动脉瘤夹闭术后 2 个月复查 CTA，目前神志清楚，肢体活动正常，言语正常。

3. 影像资料

（1）检查项目：颅内动脉（含上颈部）CT 三维重建。

（2）影像描述：双侧颈内动脉虹吸段可见节段性钙化斑块，管腔轻度狭窄。左侧大脑中动脉 M2 段走行区可见金属夹闭影，左侧大脑中动脉管腔通畅，其分支较对侧略稀疏。

（3）诊断：①左侧大脑中动脉 M2 段动脉瘤夹闭术后改变；②双侧颈内动脉粥样硬化表现。

4. 图像后处理

（1）多平面重组：采用病变区轴位、冠状位、矢状位，如图 1-10 所示。

（2）最大密度投影：常用 MIP 调至 17.1，可自行调节大小显示不同程度的叠加效果用于观察动脉瘤金属夹位置、与邻近血管关系、术后颅脑血管分布情况等，如图 1-10 所示。

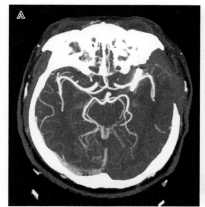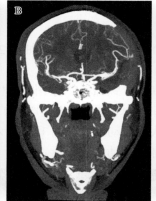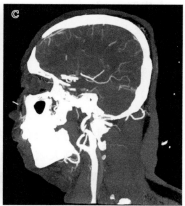

图 1-10 多平面重组图像（MIP17.1）

A. 轴位图像；B. 冠状位图像；C. 矢状位图像

（3）容积重建：显示病变的前面观、后面观、右侧面观、左侧面观、上面观、下面观。同时可采用带骨容积重建，观察金属夹在颅内的位置、与周围颅骨的关系，如图 1-11 所示。

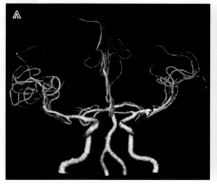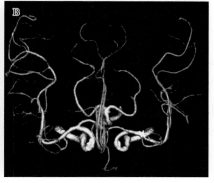

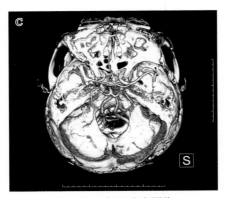

图 1-11　容积重建图像

A、B.颅内动脉环容积重建图像；C.带骨颅内动脉容积重建图像

（三）颅内动静脉畸形三维重建后处理

【病例 1-4】

1. 基本资料　患者，男性，39 岁。

2. 临床资料　主诉：发作性紧张、意识不清、抽搐 2 年。

3. 影像资料

（1）检查项目：颅内动脉（含上颈部）CT 三维重建。

（2）影像描述：右侧大脑中动脉侧裂段（M3 段）扩张、迂曲呈团状，周围引流静脉迂曲、扩张，供血动脉为右侧大脑中动脉，如图 1-12 所示。

（3）诊断：右侧大脑中动脉远端动静脉畸形。

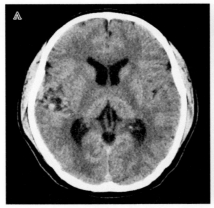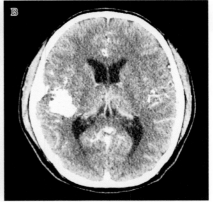

图 1-12　颅脑 CT 平扫+增强图像（WW：100；WL：40；层厚：5mm；层间距：5mm）

A.平扫图像：右侧颞部片状混杂密度改变；B.增强图像：右侧大脑中动脉远端迂曲血管团明显强化

4. 图像后处理

（1）多平面重组：采用病变区轴位、冠状位、矢状位，可将病变局部放大，观察供血动脉、引流静脉，如图 1-13 所示。

（2）最大密度投影：常用 MIP 调至 17.1，如图 1-13 所示。

（3）容积重建：显示病变的前面观、后面观、右侧面观、左侧面观、上面观、下面观。

同时可采用带骨容积重建，观察动静脉畸形在颅内的位置、与周围颅骨的关系等，如图 1-14 所示。

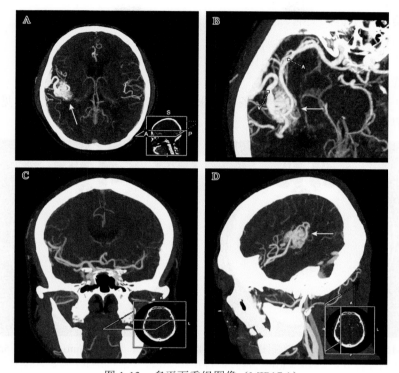

图 1-13 多平面重组图像（MIP17.1）

A. 轴位图像，迂曲血管团（↑）；B. 轴位图像，迂曲血管团（↑），供血动脉（A），引流静脉（V）；

C. 冠状位图像；D. 矢状位图像，迂曲血管团（↑）

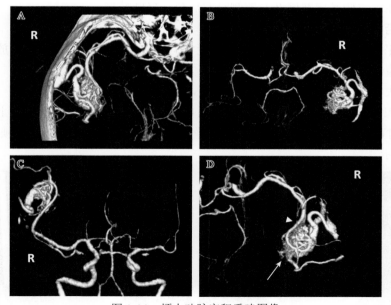

图 1-14 颅内动脉容积重建图像

A. 带骨容积重建图像；B. 上面观图像；C. 后面观图像；D. 病变局部放大图像，

迂曲血管团（↑），供血动脉（△）

【病例 1-5】

1. 基本资料　患者，男性，48 岁。

2. 临床资料　主诉：头痛、头晕半年。

3. 影像资料

（1）检查项目：颅内动脉（含上颈部）CT 三维重建。

（2）影像描述

颅脑 CT 平扫：左侧基底节区见条状扩张迂曲血管影，左侧侧脑室后角见团状混杂高密度影，边界尚清，如图 1-15 所示。

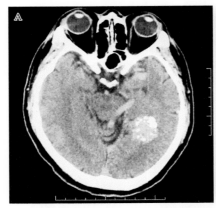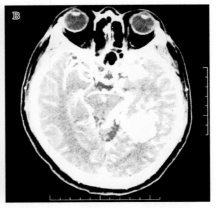

图 1-15　颅脑 CT 平扫+增强图像（WW：100；WL：40；层厚：5mm；层间距：5mm）

A. 平扫图像：大脑大静脉池见团状高密度病灶；B. 增强图像：大脑大静脉区迂曲血管团明显强化

CTA：左侧侧脑室后角内可见迂曲增粗血管团，管壁钙化，供血动脉为左侧大脑后动脉，引流至直窦、同侧乙状窦及皮层静脉。

（3）诊断：左侧基底节区及左侧侧脑室后角动静脉畸形。

4. 图像后处理

（1）多平面重组：采用病变区轴位、冠状位、矢状位，可将病变局部放大，观察供血动脉、引流静脉，如图 1-16 所示。

（2）最大密度投影：常用 MIP 调至 17.1，如图 1-16 所示。

（3）容积重建：显示病变的前面观、后面观、右侧面观、左侧面观、上面观、下面观图像。同时可采用带骨容积重建，观察动静脉畸形在颅内的位置、与周围颅骨的关系等，如图 1-17 所示。

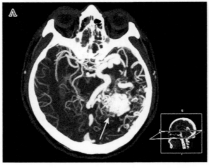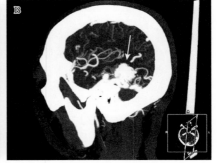

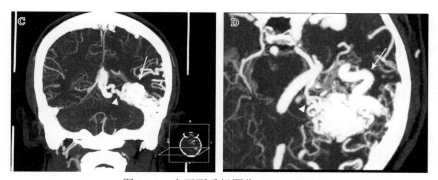

图 1-16　多平面重组图像（MIP17.1）

A、B. 轴位图像，迂曲血管团（↑）；C. 冠状位图像，迂曲血管团（↑），引流静脉（△）；

D. 病变局部放大图像，供血动脉（△），引流静脉（↑）

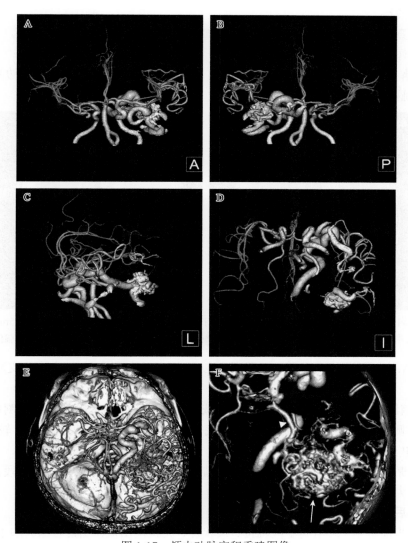

图 1-17　颅内动脉容积重建图像

A. 前面观图像；B. 后面观图像；C. 左面观图像；D. 下面观图像；E. 带骨容积重建图像；

F. 病变局部放大图像，迂曲血管团（↑），供血动脉（△）

（四）脑梗死 CT 三维重建及灌注后处理

【病例 1-6】

1. 基本资料 患者，男性，72 岁。

2. 临床资料

（1）主诉：突发意识丧失 7 小时。

（2）现病史：患者家属诉患者 7 小时前被发现摔倒在地，问答不语、意识丧失，右侧肢体无力，无肢体抽搐、大小便失禁、恶心、呕吐、腹痛、腹泻等不适，就诊于当地医院，颅脑 CT 提示右侧侧脑室旁脑梗死，心电图提示 ST—T 段异常，D-二聚体升高；当时具体诊治不详，为求进一步诊治送至我院急诊科。病程中患者意识不清，未进食水，未解大便；体重较前无明显变化。

3. 影像资料

（1）检查项目：颅内动脉（含上颈部）CT 三维重建+颅脑 CT 灌注扫描。

（2）影像描述

1）颅脑 CT 轴位平扫：右侧侧脑室旁、基底节区见片状低密度改变，边界尚清，病灶所在区域脑沟变浅消失，如图 1-18 所示。

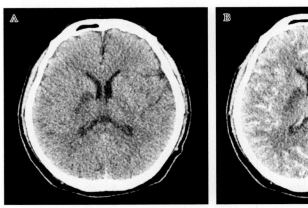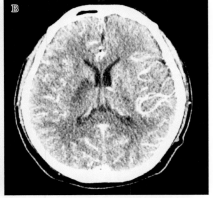

图 1-18 颅脑 CT 平扫+增强图像（WW：100；WL：40；层厚：5mm；层间距：5mm）
A. 平扫图像：右侧基底节区片状低密度影；B. 增强图像：右侧基底节区片状低密度影，未见强化

2）CTA：右侧大脑中动脉 M1 段及其以远闭塞，右侧大脑中动脉分支较对侧明显减少。

3）颅脑灌注：右侧大脑半球灌注明显减低，其中以右侧基底节区及右侧颞顶叶交界区为著；右侧颞顶叶及右侧侧脑室旁、基底节区、尾状核头感兴趣区 CBF 较对侧减低，MTT 及 TTP 延长。

（3）诊断：①右侧侧脑室旁及基底节区脑梗死；②右侧大脑中动脉 M1 段及其以远闭塞；③右侧大脑半球缺血状态。

4. 图像后处理

（1）多平面重组：采用病变区轴位、冠状位、矢状位图像，观察右侧大脑中动脉闭塞，远端分支稀疏，如图 1-19 所示。

（2）最大密度投影：常用 MIP 调至 17.1，如图 1-19 所示。

（3）容积重建：显示病变前面观、下面观图像，观察右侧大脑中动脉闭塞情况，如图 1-20 所示。

（4）颅脑灌注：选择数据进入 3D Viewer，CT Brain Perfusion，标记动脉、静脉，调节镜面对称，在 Functional Maps 勾画感兴趣区，获取 CBF、CBV、MTT、T_{max}、TTP 等参数，如图 1-21 所示。

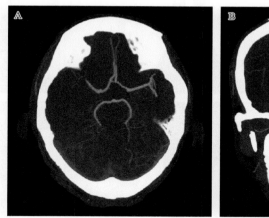

图 1-19　多平面重组图像（MIP17.1）

A. 轴位图像；B. 冠状位图像

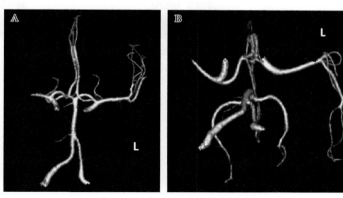

图 1-20　颅内动脉容积重建图像

A. 正面观图像；B. 下面观图像

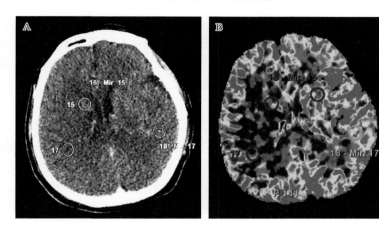

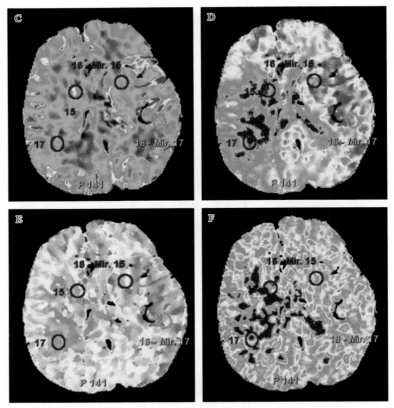

图 1-21 颅脑灌注图像

A. 颅脑 CT 灌注成像静脉期；B. 脑血流量（CBF）；C. 脑血容量（CBV）；D. 脑组织储存血液功能达到最大值的时间（T_{max}）；E. 达峰时间（TTP）；F. 平均通过时间（MTT）

（五）脑出血能谱图像后处理

【病例 1-7】

1. 基本资料　患者，男性，47 岁。

2. 临床资料

（1）主诉：突发言语不清伴右侧肢体无力 18 小时。

（2）现病史：患者家属诉患者 18 小时前突然出现言语不清伴右侧肢体无力、头晕，右手不能持物，右上肢不能抬举过肩，右下肢无力不能站立、行走，无饮水呛咳、吞咽困难，无头痛，无意识障碍。于当地医院行颅脑 CT 提示左侧基底节区出血。遂立即来我院就诊，急诊行颅内动脉（含上颈部）CT 三维重建。病程中，患者神志清楚，精神差，饮食及睡眠可，二便正常，近期体重未见明显增减。

3. 影像资料

（1）检查项目：颅内动脉（含上颈部）CT 三维重建+颅脑能谱 CT 扫描。

（2）影像描述：左侧基底节区团片状高密度影，CTA 扫描高密度影内见点状造影剂密度，周围见环状低密度水肿带，左侧侧脑室内见铸型高密度影，如图 1-22 所示。能谱图像：水基图可见出血灶呈高密度，内见点状更高密度，反映病灶内均含水；碘基图可见出血灶呈团片状等低密度，内见点状高密度，反映团状出血灶内不含碘剂，点状高密度影反映病灶内含碘剂，提示活动性出血，如图 1-23 所示。

（3）诊断：①左侧基底节区脑出血，血肿破入脑室系统；②左侧基底节区血肿内点状活动性出血灶。

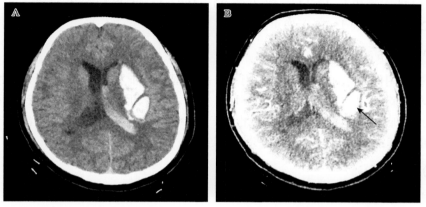

图 1-22　颅脑 CT 平扫+增强图像（WW：100；WL：40；层厚：5mm；层间距：5mm）
A. 平扫图像：左侧基底节区脑出血；B. 增强图像：左侧基底节区脑出血，内见点状明显强化灶（↑）

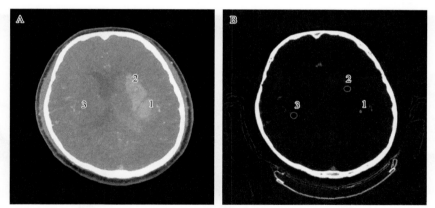

图 1-23　颅脑 CT 能谱图像
1：活动性出血灶 ROI；2：血肿区域 ROI；3. 对侧正常脑实质区域 ROI
A. 水基图；B. 碘基图

4. 图像后处理

能谱图像：进入 GSI Volume Viewer，Material Density，得到碘基图和水基图，并分别在活动性出血灶、血肿区域及对侧正常脑实质区域勾画感兴趣区（ROI），获取测量参数。水基图显示，相对于碘含量，活动性出血灶内水的浓度为 1093.06mg/cm³，血肿区域水的浓度为 1071.23mg/cm³，对侧正常脑实质区域水的浓度为 1038.59mg/cm³，表明活动性出血灶和血肿区均有出血。碘基图显示，相对于水含量，活动性出血灶内碘的浓度为 13.44×100μg/cm³，血肿区域碘的浓度为 −1.27×100μg/cm³，对侧正常脑实质区域碘的浓度为 −0.17×100μg/cm³，表明活动性出血灶有造影剂渗出，反映了活动性出血的存在，如图 1-23 所示。

第二节　颅骨骨折、修补术CT图像后处理

（一）扫描参数及重建算法

螺旋扫描，管电压120kV，管电流80～100mA，均采用标准算法，重建层厚为0.625～1.25mm，以利于CT图像重组。

（二）图像后处理

容积重建图像显示颅骨结构时采用7个位置显示：前视图、后视图、左侧视图、右侧视图、左侧斜视图、右侧斜视图、上切上视图。横断面：重组基线平行于听眦线，范围为颅顶至颅底。矢状面：重组基线平行于正中矢状面，范围为双侧颞颌关节外侧缘。冠状面：重组基线为平行于双侧颞颌关节的连线，范围为鼻骨至枕骨。

（三）病例示例

【病例1-8】

1. 基本资料　患者，男性，10岁。

2. 临床资料　外伤后颅骨修补术后复查（图1-24）。

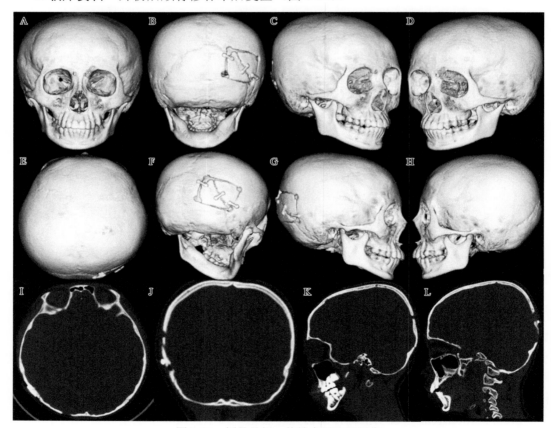

图1-24　颅骨骨折、修补术后处理图像

A. 前后位图像；B. 后前位图像；C～D. 左、右前斜45°图像；E. 头位图像；F. 显示病灶后位图像；
G～H. 左、右侧位图像；I. 平扫轴位图像；J. 冠状位图像；K～L. 矢状位图像

第三节 鼻骨骨折 CT 图像后处理

（一）扫描参数及重建算法

　　螺旋扫描，管电压 120kV，管电流 80～100mA，重建层厚 0.625～1.25mm。利用软组织算法的薄层影像进行容积重建，容积重建显示颅骨结构时采用 6 个位置显示，即前视图、左侧视图、右侧视图、左侧斜视图、右侧斜视图、上切视图。

（二）图像后处理

1.横断面　重组基线平行于听眦下线，范围为鼻骨尖至鼻根。

2.冠状面　重组基线平行于鼻骨，范围为鼻骨至泪骨。

3.矢状面　重组基线平行于正中矢状面，范围为双侧鼻骨。

（三）病例示例

【病例 1-9】

1.基本资料　患者，男性，14 岁。

2.临床资料　患者一天前与同学打架，随后感觉鼻部疼痛，休息一天后未见缓解来院就诊，行鼻部 CT 重建检查（图 1-25）。

3.诊断　鼻骨左侧骨折。

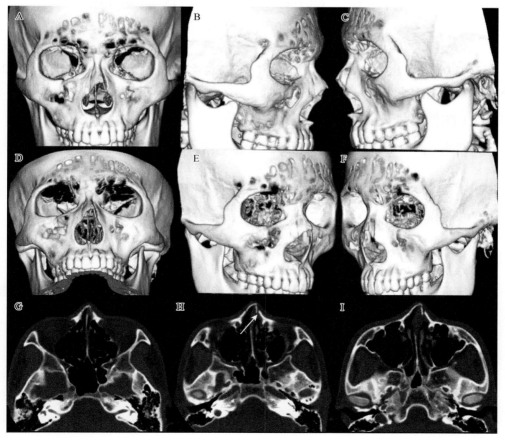

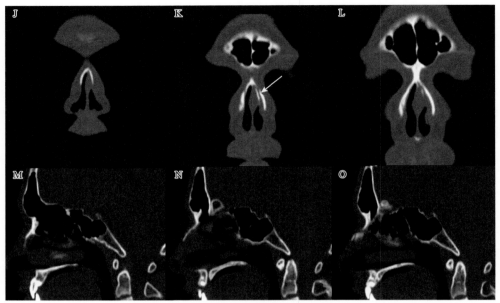

图 1-25　鼻骨骨折后处理图像

A. 前后位图像；B～C. 左、右侧位图像；D. 其他体位图像；E～F. 左、右前斜 45°图像；
G～I. 轴位图像（箭头所示骨折）；J～L. 冠状位图像（箭头所示骨折）；M～O. 矢状位图像

第四节　副鼻窦炎 CT 图像后处理

（一）扫描参数及重建算法

　　螺旋扫描，管电压 120kV，管电流 80～100mA，采用骨算法，重建层厚 0.625～1.25mm，以利于 CT 图像重组。

（二）图像后处理

　　1. 横断面　重组基线平行于听眶下线，范围为额窦顶部至硬腭。
　　2. 冠状面　重组基线垂直于硬腭，范围为额窦前部至蝶窦后部。
　　3. 矢状面　重组基线平行于正中矢状面，范围为两侧上颌窦外侧缘。

（三）病例示例

【病例 1-10】

　　1. 基本资料　患者，男性，15 岁。
　　2. 临床资料　患者自述鼻塞、流黄鼻涕、前额部肿痛、昏沉感，行副鼻窦 CT 重建检查（图 1-26）。
　　3. 诊断　副鼻窦炎。

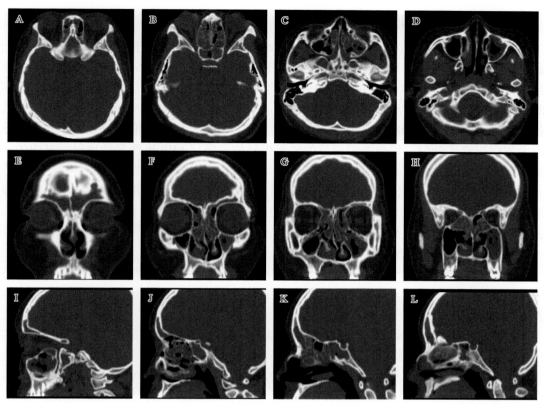

图 1-26 副鼻窦炎 CT 后处理图像

A～D. 轴位图像；E～H. 冠状位图像；I～L. 矢状位图像

第五节 颈部 CTA 后处理

（一）对比剂注射方案

对比剂团注追踪法：推荐使用碘浓度为 320～400mg/ml 的对比剂，采用双筒高压注射器，配合使用生理盐水。对比剂用量为 40～60ml，对比剂注射流率为 4.0～5.0ml/s。选择右手臂（优于左手臂）静脉注射，有利于避免左头臂静脉未稀释的对比剂造成伪影。设定主动脉弓下降主动脉一侧作为连续曝光层面，当监测层面 CT 值达 100～150HU 预定阈值后，自动最短延时时间触发扫描。

（二）扫描体位与参数

1. 体位 头先进，仰卧位，头部置于检查床头架内，双上肢置于体部两侧，嘱受检者扫描时保持体位不动。

2. 扫描范围 主动脉弓水平至颅顶。

3. 扫描参数 常规螺旋扫描，管电压 120kV，有效管电流 200～250mA，采集层厚 0.6～1.0mm，重建层厚 1.0mm，层间距 0.6～1.0mm。

（三）图像后处理

1. 标准后处理方法可以初步观察颈动脉、椎动脉的大致走行及病变（包括血管起源、颈动脉分叉和颈内动脉），再对可疑病变部位进行最大密度投影（MIP）、多平面重组（MPR）、曲面重组（CPR）及容积重建（VR）等后处理图像重组，结合病变部位的横断面，观察血管病变的垂直切面并进行测量。MIP 包括整体 MIP 与薄层 MIP（层厚可选择）两种方式：整体 MIP 显示扫描范围内所有密度较高的血管，但同时也显示了相应范围内密度很高的骨骼、钙化及增强后的软组织结构；薄层 MIP 可选择性地显示其中的一部分。

2. MPR 可进行冠状面、矢状面及任意斜面图像重组，尤其适用于观察夹层动脉瘤及动脉管腔狭窄伴钙化的病变，真实地反映靶血管钙化斑块垂直断面及管腔狭窄的程度。并且对比剂在此种后处理方法上显示密度最高。缺点是由于血管走行迂曲，常常不能在一个层面上同时显示完整血管。

3. CPR 可自动沿血管路径生成血管长轴的曲面重组图像，能够以血管中心为轴进行多角度旋转观察。CPR 对于显示血管腔内外病变及其支架是否通畅有优势。此方法对操作者要求较高，否则易产生血管狭窄等假象。

4. VR 可多方位直观地显示靶血管与周围组织器官的空间解剖关系，通过旋转可从多角度、多方位观察动脉狭窄及其支架植入的情况。

5. 如果只显示靶血管，也可以采用播种法或手工清除法去掉骨骼及周围组织结构，但应注意 VR 图像用于显示血管整体观较好，但是诊断及测量血管狭窄还必须依靠 MPR、MIP 及 CPR 技术。

（四）病例示例

【病例 1-11】

1. 基本资料 患者，女性，65 岁。

2. 临床资料 患者经常感觉头晕、头痛，记忆力下降；偶尔视力模糊，行颈部血管 CTA 检查（图 1-27）。

3. 诊断 颈动脉粥样硬化表现。

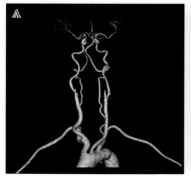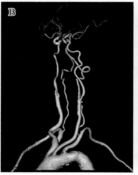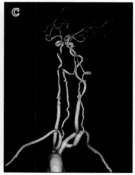

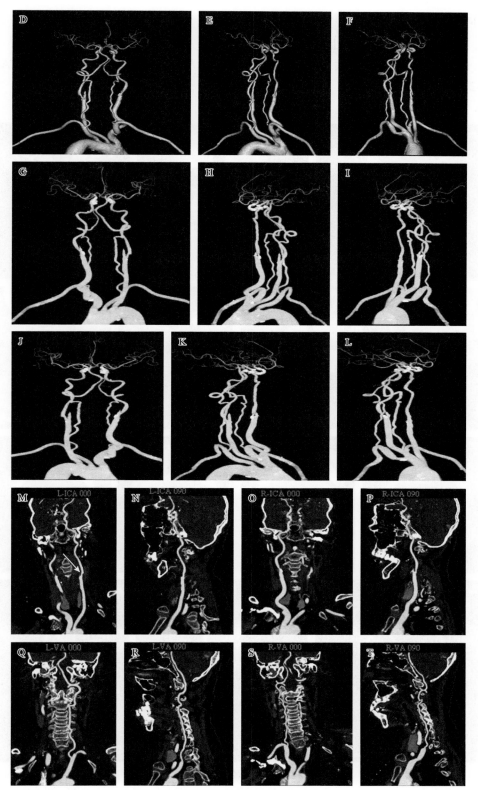

图 1-27　颈动脉斑块后处理图像

A～F. VR 图像；G～L. MIP 图像；M～P. 颈动脉 CPR 图像（箭头示颈总动脉分叉处斑块，管腔中度狭窄）；
Q～T. 椎动脉 CPR 图像

【病例 1-12】

1.基本资料　患者，女性，56 岁。

2.临床资料　发左侧颈部包块 1 年余，可闻及血管杂音，行颈部血管 CTA 检查（图 1-28）。

3.诊断　颈动脉体瘤。

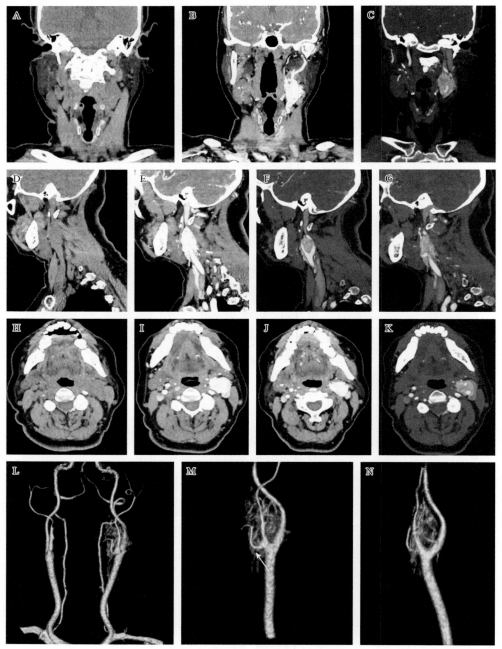

图 1-28　颈动脉体瘤后处理图像

A～C.冠状位图像；D～G.矢状位图像；H～K.轴位图像；L～N.VR 图像（箭头示颈动脉体瘤的供血血管）

第六节 耳部 CT 图像后处理

（一）扫描参数及重建算法

1. 扫描参数 螺旋扫描，管电压 120kV，管电流 80～100mA，重建层厚 0.625～1.25mm，以利于 CT 图像重组。

2. 重建算法 骨算法，推荐骨窗的窗宽 3000～4000HU，窗位 500～700HU；肿瘤或肿瘤样病变等需要观察软组织时，加做软组织算法重组，软组织窗的窗宽 250～400HU，窗位 40～60HU。

（二）图像后处理

1. MPR 重组方法 横断面重组基线平行于水平半规管；冠状面重组基线垂直于水平半规管；斜矢状面重组分别平行于同侧面神经管鼓室段；矢状面重组基线平行于正中矢状面或根据需要进行其他断面或曲面重组，如听力障碍患者可行听骨链功能状态层面的重组（镫骨斜位、杠杆层面等），面神经功能障碍患者可行面神经管迷路段、水平段、垂直段同层显示图像的重组。

2. 根据临床需要可以采用单侧放大的方式进行重组，分别进行外耳道、听小骨、水平半规管、前半规管、后半规管、内听道、耳蜗及面神经管等层面逐一进行重组。将重组基线分别平行水平半规管、前半规管、后半规管，即可得到相应图像。耳蜗层面的多平面重组，首先在横断面上将重组基线中点置于耳蜗，先顺时针旋转重组基线约 45°，然后在所得斜位上，逆时针旋转 15°～30°，根据所得图像，结合多个平面灵活调整以得到显示耳蜗最佳层面；面神经管重组层面，首先在横断面上将重组基线中心置于听小骨，逆时针旋转 10°～15°，然后在所得斜位上便得显示面神经管的最佳层面。

3. 三维图像重组 根据临床需要进行相应处理，包括最大密度投影、最小密度投影、表面成像及仿真内镜。利用最大密度投影进行听骨链重组获得三维图像；利用最小密度投影去除骨迷路周围结构，仅对骨迷路内腔进行重组；利用表面成像对图像进行切割，去除表面的一部分结构，从不同角度观察所要观察的结构；采用仿真内镜观察迷路腔、内听道底和鼓室腔等。

（三）病例示例

【病例 1-13】

1. 基本资料 患者，男性，55 岁。

2. 临床资料 突发性耳聋，行中耳 CT 检查（图 1-29）。

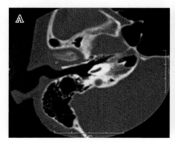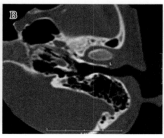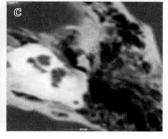

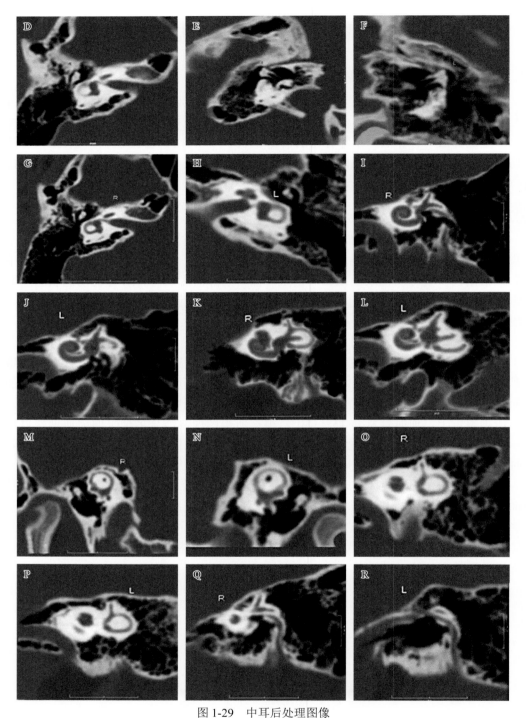

图 1-29　中耳后处理图像

A～B. 外耳道图像；C～F. 听小骨图像；G～H. 内耳道图像；I～J. 耳蜗图像；K～L. 水平半规管图像；
M～N. 前半规管图像；O～P. 后半规管图像；Q～R. 面神经管

【病例 1-14】

1. 基本资料　患者，女性，29 岁。

2. 临床资料 左耳及左侧面部疼痛，听力下降，伴外耳道液体流出，行乳突 CT 重建检查（图 1-30）。

3. 诊断 胆脂瘤。

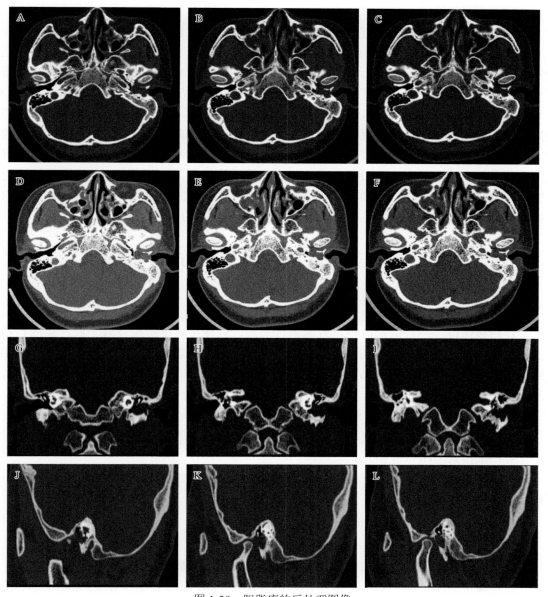

图 1-30 胆脂瘤的后处理图像

A～C. 骨窗轴位图像；D～F. 软组织窗轴位图像；G～I. 骨窗冠状位图像；J～L. 骨窗矢状位图像

第二章　胸　　部

胸部 CT 扫描是临床上检查胸部疾病的主要手段之一。利用 CT 图像后处理成像方法，可准确评估胸部各个生理结构或病理结构的三维空间关系，为 CT 影像临床应用提供更充分的依据。临床常用的图像后处理方法包括多平面重组（MPR）、曲面重组（CPR）、最大密度投影（MIP）、最小密度投影（MinIP）、容积重建（VR）以及仿真内窥镜（CTVE）等。MPR 有助于正确判断病变位置，多方位观察病变特征。高分辨率 CT（HRCT）在肺弥漫性、间质性病变以及可疑支气管扩张的观察和诊断具有优势；在特发性肺纤维化的诊断中，胸部 HRCT 可准确显示肺实质异常的形态及部位，并可进一步对特发性肺纤维化的影像学表现进行分类。CPR 对于走行迂曲的结构显示（如肋骨、支气管、血管）更加清晰。MinIP 对于支气管异物观察更全面，并更好显示支气管走行。CTVE 类似纤维内镜所见，显示支气管腔内结构，尤其是对于支气管内异物的显示更加直观。

第一节　支气管重建及 CT 仿真内窥镜

一、CT 扫描

1. 扫描体位　一般取仰卧位，双手举过头顶，以减少肩部组织及双上肢产生的扫描伪影。扫描前要求病人除去扫描范围内的金属物品，告知病人在检查的过程中须保持相应的体位不动，直至完成检查；同时进行吸气-屏气-呼气等训练，以有助于保证图像质量，避免因憋不住气出现的鱼鳞样伪影。

2. 扫描基线　胸锁关节（SN）。

3. 扫描范围　肺尖-肺底。

4. 扫描模式　Helical 模式。

5. 扫描参数　探测器宽度为 8cm，转速为 0.5s/rot，扫描螺距为 0.562 : 1，电压为 100～120kV，电流为 150～200mA。

二、图像重建

1. 重建算法　CTVE：Stnd 标准重建算法；肺窗：chest 算法。

2. 重建层厚/层间距　CTVE 推荐 0.625mm/0.625mm，肺部其他推荐 1.25mm/1.25mm。

三、图像后处理

1. 选择 MinIP，叠加层厚选择 5～10mm，旋转相应角度选取常规支气管重建冠状位图像。

2. CPR　气管隆突水平至目标支气管分支获得曲面重组图像。

3. CTVE 点击界面左上角 oblique，下拉菜单中选择 navigation 功能，将气管探针放入主支气管内，调整探针方向，进行自动播放。

四、病 例 示 例

【病例 2-1】

1. 基本信息 患儿，男性，3 岁。

2. 主诉 咳嗽、发热 30 余天。

3. 现病史 患儿家属诉患儿 30 天前出现咳嗽，咳白色泡沫样痰，伴发热，最高达 40℃，至外院就诊时诊断为"肺炎"，给予抗感染治疗，症状无明显缓解。患儿家属为求进一步诊治转我院就诊，行气管-支气管重建检查。病程中患儿呈犬吠样咳嗽，无声音嘶哑等症状。

4. 检查项目 气管-支气管 CT 重建扫描（图 2-1）。

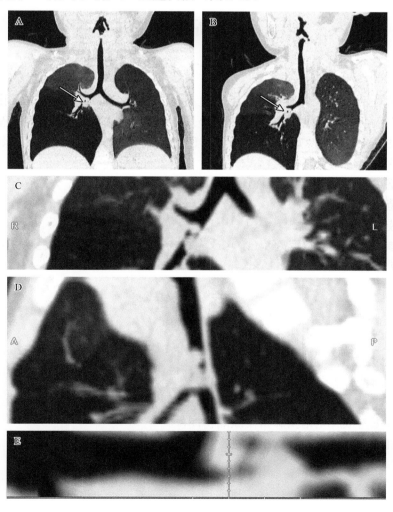

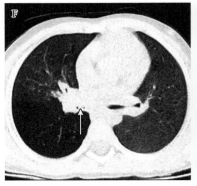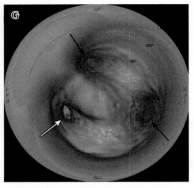

图 2-1 气管-支气管 CT 重建

A、B. 最小密度投影图像，右侧中间支气管起始处管腔内可见 2 枚相邻结节状等密度影，较大者大小约 0.6cm×0.4cm，右肺中叶及下叶支气管壁增厚，右肺中叶及下叶透光度增加，右肺见散在小片状渗出影；C～E. 右侧中间支气管曲面重组图像；F. 横轴位最小密度投影；G.CTVE 图像，白箭头示右侧中间支气管起始处见异物阻塞，黑箭头示右肺上叶、左肺下叶支气管通畅

第二节　高分辨率 CT

一、CT 扫描

1. 扫描体位　一般取仰卧位，双手举过头顶，以减少肩部组织及双上肢产生的扫描伪影。扫描前要求病人除去扫描范围内的金属物品，告知病人在检查的过程中须保持相应的体位不动，直至完成检查；同时进行吸气-屏气-呼气等训练，以有助于保证图像质量，避免因憋不住气出现的鱼鳞样伪影。

2. 扫描基线　胸锁关节（SN）。

3. 扫描范围　肺尖-肺底。

4. 扫描模式　Helical 模式。

5. 扫描参数　探测器宽度为 8cm，转速为 0.5s/rot，扫描螺距为 0.562∶1，电压为 100～120kV，电流为 150～200mA。

二、图像重建

1. 重建算法　骨算法重建。

2. 重建层厚/层间距　1.25mm/1.25mm。

三、图像后处理

1. 图像模版为双肺全范围肺窗及纵隔窗图像。

2. 针对目标病变靶重组获得冠状位及矢状位图像（MPR）。

四、病例示例

【病例 2-2】

1. 基本信息　患者，女性，73 岁。

2. 主诉　体检发现右肺上叶结节 2 个月。

3. 现病史　患者自诉 2 个月前行健康体检，胸部 X 线检查示右肺上叶结节，遂行 HRCT 检查。

4. 检查项目　胸部 CT 轴位平扫及三维重建（HRCT），如图 2-2 所示。

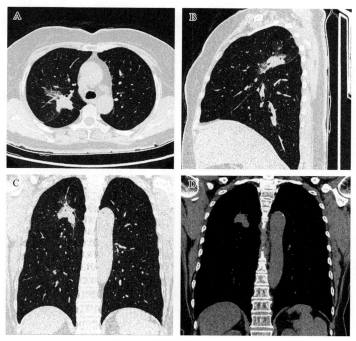

图 2-2　周围型肺癌 HRCT

A～C. 目标病变的横轴位、矢状位、冠状位肺窗图像；D. 目标病变的冠状位纵隔窗图像。右肺上叶后段结节，大小约 3.0cm×2.6cm，呈分叶状，病灶边缘可见毛刺及胸膜牵拉征象，病变周围可见磨玻璃密度影及支气管扩张表现

【病例 2-3】

1. 基本信息　患者，男性，55 岁。

2. 主诉　反复咳嗽、咳痰、胸闷、气短 7 年余，加重 1 个月。

3. 现病史　患者自 7 年多前于受凉后出现咳嗽、咳痰及喘息、气短症状，活动后上述症状加重，就医后诊断为"肺间质纤维化"，间断口服药物治疗。1 个月前患者受凉后上述症状再次加重，无发热，伴胸痛。

4. 检查项目　胸部 CT 轴位平扫及三维重建（HRCT），如图 2-3 所示。

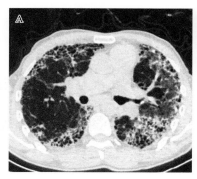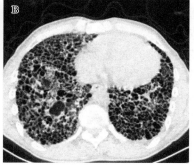

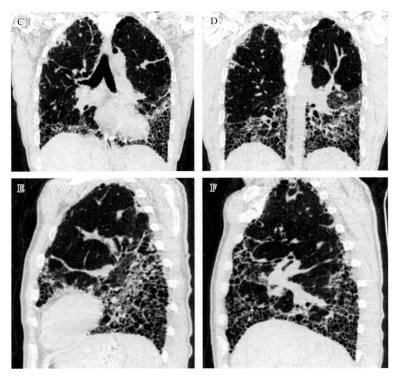

图 2-3 双肺间质性肺炎并纤维化 HRCT

A、B. 横轴位肺窗图像；C、D. 冠状位肺窗图像；E、F. 分别为左肺、右肺矢状位肺窗图像

第三节 CT 肺动脉造影

一、检查前准备

1. 受检者检查前禁食 4 小时以上。

2. 检查前询问受检者是否对碘过敏，是否是过敏体质。

3. 向受检者讲解注入对比剂后的正常机体反应，如全身发热、感觉恶心等属于正常反应，嘱受检者不必紧张，以减少受检者的紧张情绪。

4. 检查前做好受检者的呼吸训练。

二、CT 扫 描

1. 扫描基线 胸锁关节（SN）。

2. 扫描范围 肺尖-肺底。

3. 扫描模式 能谱成像技术（GSI）。

4. 扫描参数 探测器宽度为 8cm，转速为 0.5s/rot，电流为 300mA，层厚/层间距为 0.625mm/1.25mm。

5. 扫描方法 动脉追踪法（SmartPrep），标记点为肺动脉主干，阈值设定为 60HU，最短延迟时间 3 秒。

6. 造影剂　碘含量为 350mgI/ml、370mgI/ml；造影剂用量推荐 30ml，生理盐水 40ml；造影剂流速为 4ml/s。

三、图像重建

1. 65keV datafile 数据进行肺动脉能谱分析，碘-水图，低 keV（60keV）图像。
2. 层厚/层间距　0.625mm/0.625mm（1.25mm/1.25mm）。
3. 重建算法　Stnd 标准重建算法。

四、图像后处理

CTPA 图像可进行血栓的 CT 值测量及能谱分析，MPR 及 MIP 显示肺动脉血栓，能谱图像对于亚段级肺动脉的观察和较小血栓的检出更有优势。

五、病例示例

【病例 2-4】

1. 基本信息　患者，女性，52 岁。
2. 主诉　呼吸困难 13 天。
3. 现病史　患者于 15 天前因脑出血行"颅内血肿清除术"，术后 2 天监测经皮氧饱和度下降，复查血气分析提示呼吸衰竭、低氧血症，D-二聚体定量值为 21.73μg/ml（正常范围为 0～5μg/ml），遂行 CT 肺动脉造影（CTPA）检查。
4. 检查项目　CT 肺动脉造影检查，如图 2-4 所示。

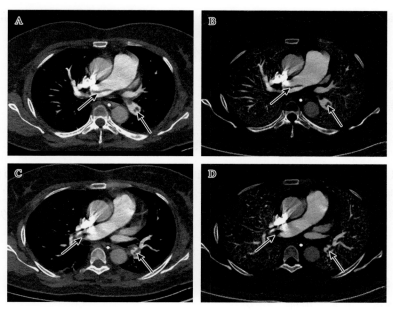

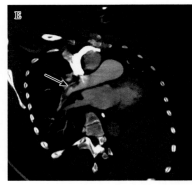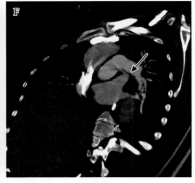

图 2-4　肺动脉栓塞 CTPA

A～D. 不同层面 CTPA 图像及其相应层面能谱图像；E、F. 分别为右、左肺动脉主干 MIP 图像（箭头示肺动脉干内条状充盈缺损影）

第四节　全肋骨重建

一、CT 扫 描

1. 扫描体位　一般取仰卧位，双手举过头顶，以减少肩部组织及双上肢产生的扫描伪影。扫描前要求病人除去扫描范围内的金属物品，告知病人在检查的过程中须保持相应的体位不动，直至完成检查；同时进行吸气-屏气-呼气等训练，以有助于保证图像质量，避免因憋不住气出现的鱼鳞样伪影。

2. 扫描基线　胸锁关节（SN）。

3. 扫描范围　肺尖-肺底并包含所有肋骨。

4. 扫描模式　Helical 模式。

5. 扫描参数　探测器宽度为 8cm，转速为 1.0s/rot，电流为 300mA，推荐螺距为 0.516∶1。

二、图 像 重 建

1. 重建算法　Stnd 标准重建算法。

2. 重建层厚/层间距　0.625mm/0.625mm。

三、图 像 后 处 理

选取 VR 图像，利用截切工具去掉多余的体外结构，显示完整胸廓骨质的前、后位；去除双侧肩胛骨、锁骨及胸骨，完整显示肋骨前、后位；多方位分别显示左、右侧肋骨；MPR 显示斜轴位图像及 CPR 显示骨折肋骨；MPR 显示骨窗胸骨及胸椎正中矢状位图像。

四、病 例 示 例

【病例 2-5】

1. 基本信息　患者，男性，33 岁。

2. 主诉　外伤致胸部疼痛 2 小时。

3. 现病史　患者及家属诉 2 小时前患者驾车时发生车祸，致使胸部受伤，感疼痛，无意识丧失，无恶心、呕吐。

4. 检查项目　全肋骨 CT 轴位平扫及三维重建（图 2-5）。

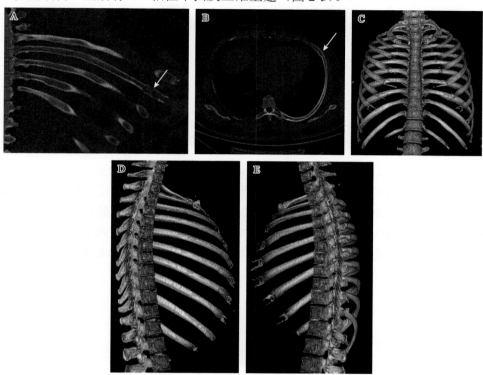

图 2-5　全肋骨 CT 三维重建

A. 左侧第 7 肋 CPR 图像；B. 左侧第 6 肋 MPR 图像；C～E. 分别为双侧肋骨、左侧肋骨、右侧肋骨 VR 图像

第五节　肺结节灌注

一、检查前准备

1. 受检者检查前禁食 4 小时以上。

2. 检查前询问受检者是否对碘过敏，是否是过敏体质。

3. 向受检者讲解注入对比剂后的正常机体反应，如全身发热、感觉恶心等属于正常反应，嘱受检者不必紧张，以减少受检者的紧张情绪。

4. 检查前做好受检者的呼吸训练。

二、CT 扫 描

1. 扫描基线　胸锁关节（SN）。

2. 扫描范围　肺尖-肺底（全肺）。

3. 扫描模式　推荐宽体 Axial 模式。

4. 扫描相关参数设定　探测器为 16cm；转速为 0.5s/rot；SFOV：body；电压为 80 ～ 100kV；电流为 100mA；扫描层厚及层间距为 5mm/5mm。

5. 造影剂推荐　碘含量为 350mg I/ml、370mg I/ml，总量为 40ml。

6. 造影剂注射方案　一次性注射相关造影剂量 40ml，随后注射生理盐水 40ml。

7. 造影剂注射速度　4ml/s。

三、扫描方案

1. 方案一　注射开始后5秒启动扫描，共计扫描18～20期，每期间隔时间2秒（<3.2秒）。

2. 方案二　注射开始后 5 秒开始扫描，1～12 期（动脉流入期）间隔时间 2 秒，13～18 期（流出期）间隔时间为 3 秒。

四、图像后处理

CT 灌注成像（CTP）分别绘出肺结节和同层面主动脉及肺动脉的感兴趣区（ROI），肺结节以最大截面 60% 的面积为标准，避开肉眼可见的血管、坏死、囊变、钙化及伪影区域，选择实性软组织区域进行分析，据此区域分别获得孤立性肺结节（SPN）的血流量（BF）、血容量（BV）、平均通过时间（MTT）、表面通透性（PS）及时间-密度曲线（TDC），并获得血流量、血容量、平均通过时间和表面通透性的伪彩图。

五、病例示例

【病例 2-6】

1. 基本信息　患者，男性，69 岁。

2. 主诉　体检发现左肺上叶结节。

3. 现病史　患者 1 周前体检时胸部 CT 发现左肺上叶结节。

4. 检查项目　肺结节 CT 灌注成像（图 2-6）。

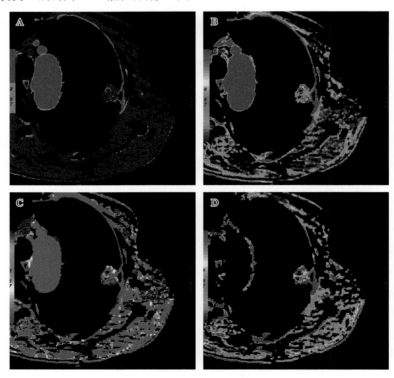

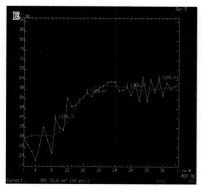

图 2-6 肺腺癌 CTP 图像

A. BF 图像，BF 166.65ml/(min·100g)；B. BV 图像，BV 5.60ml/100g；C. MTT 图像，MTT 2.04 秒；
D. PS 图像，PS 21.662ml/(min·100g)；E. TDC 图像，Ⅰ型曲线

第六节 冠状动脉 CT 血管造影

螺旋 CT 扫描技术以及 MPR、MIP、VR 及 CPR 等 CT 后处理技术在指导治疗和制定手术方案等方面作用显著。CT 图像上消除了平片的重叠伪影，有很好的空间分辨率，病变处经一次螺旋扫描后，通过多种后处理技术可以清楚显示病变位置、性质、形态以及累及范围，多角度观察；VR 图像可以任意旋转，以不同视角立体、直观地显示正常解剖结构及病变位置等三维形态；为手术治疗提供重要的影像学依据。

正常冠状动脉主要有两大分支，即左冠状动脉和右冠状动脉，左冠状动脉主干（LM）起源于升主动脉左后方的左冠状窦，行至前室间沟时分为左前降支（LAD）和左回旋支（LCX），也可能在两者之间发出中间支。前降支通常供应部分左室、右室前壁及室间隔前 2/3 的血液，其分支分别向三个方向发出，即对角支（DB）、右室前支、室间隔支。左回旋支主要供应左心房壁、左心室外侧壁、左心室前后壁的一部分。主要分支有钝缘支（OM）。右冠状动脉（RCA）开口于升主动脉右前方的右冠状窦，供应右心房、右心室前壁与心脏膈面的大部分心肌。主要分支有后降支（PDA）、左室后支（PLB）等。

主动脉是体循环动脉的主干，故称主动脉，也是全身最大的动脉。自左心室发出，经肺动脉的右侧向右前上方行，至右侧第 2 胸肋关节高度，呈弓形转向左后方，达第 4 胸椎体下缘的左侧，再转向下行，沿脊柱的前面下降至第 12 胸椎体高度，穿膈的主动脉裂孔进入腹腔，继续在脊柱前面下降至第 4 腰椎体下缘高度分为左、右髂总动脉和一条细小的骶中动脉。根据主动脉的走行和位置，可将其分为升主动脉（主动脉升部）、主动脉弓和降主动脉（主动脉降部）三段。其中降主动脉又以膈的主动脉裂孔为界，分为胸主动脉（主动脉胸部）和腹主动脉（主动脉腹部）。

一、冠状动脉 CT 血管造影扫描

检查前准备

1. 心率控制 对于基础心率过快的患者，在没有禁忌证的情况需服用 β 受体阻滞剂控制心率；对于 64 排 CT 建议心率低于 70 次/分，双源 CT 建议心率低于 90 次/分，

Revolution CT 无须控制心率。

2. 呼吸训练　检查前训练受检者做深吸气、屏气及呼气动作，并记录受检者屏气时心率情况。

3. 建议使用硝酸甘油　CT 扫描前 5 分钟舌下含服硝酸甘油片剂 0.5mg 以提高冠状动脉细小分支的显示。

4. 安装心电图电极　粘贴心电检测电极（根据设备不同，分为三导联和四导联两种），确认 R 波信号正常且不受呼吸运动影响。

5. 图像采集

（1）定位像扫描：胸部正位定位像（部分机型包含胸部侧位定位像），确定扫描范围。

（2）扫描体位和方式：仰卧位，两臂上举抱头，需采用心电门控技术，根据临床需要以前瞻或回顾性心电门控方式进行螺旋扫描。

（3）扫描角度：与扫描床面呈 90°，扫描机架 0°。

（4）扫描范围：常规冠状动脉自气管隆嵴下扫描至心脏膈面，包括整个心脏；冠状动脉旁路移植术（CABG）后患者自锁骨向下至心底，包括整个锁骨、心脏的大血管。

（5）扫描视野（FOV）：（20cm×20cm）～（25cm×25cm）。

（6）重建层厚：层厚 0.625mm。

6. 重建算法　软组织算法，对于支架患者应行支架高分辨算法。

7. 窗宽窗位　窗宽 600～800HU，窗位 300～400HU。

8. 扫描参数　电压为 100～120kV，电流为 400～700mA，转速为 0.3～0.35s/rot。

9. 对比剂的使用

（1）对比剂用量：成年人用量为 50～80ml 非离子型含碘对比剂，儿童按体重用量为 1.0～1.5ml/kg，或参照药品说明书使用。

（2）注射方式：压力注射器静脉内团注，注射速率 4.5～5.5ml/s。

（3）扫描开始时间：采用团注跟踪技术或小剂量对比剂测试技术确定。

二、三维后处理工作站冠状动脉 CT 图像后处理

以飞利浦工作站为例，常规冠状动脉后处理流程为显示冠状动脉的三维 MIP、CPR、VR 图像，通过以上视图观察冠状动脉开口及走行，观察冠状动脉优势分布及起源。

选择病人数据后点击进入 Comprehensive Cardiac Analysis（CCA），进入后软件自动进行组织解剖分割，分割后显示如图 2-7 所示。

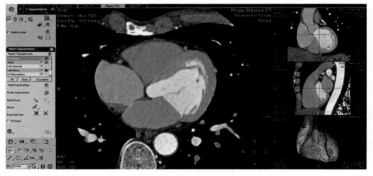

图 2-7　CCA 软件介绍（1）

中间视图为轴位图像，右侧自上而下分别为冠状位、矢状位、心脏 VR 图像；第一步尤为重要，自动分割结束后需自行评定分割结果是否符合数据需求，组织分割正确则可进入下一步，自动分割结果需要修改则跟随以下流程：

1. 每种颜色所覆盖的解剖组织标注位于左侧菜单栏中间。可以选择其后方复选框，决定该组织状态：隐藏或显示。点击颜色可以更换不同色彩。

All：显示所有组织；None：不显示任何组织；Coronaries：显示冠状动脉（显示主动脉及冠状动脉）（图 2-8）。

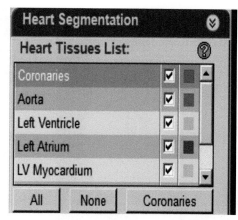

图 2-8　CCA 软件介绍（2）

单击组织后方颜色方块，可以调整该组织颜色。

2. 校正冠状动脉及心脏组织

（1）添加血管：单击"Add Coronary"（添加冠状动脉）按键，鼠标变成铅笔形状，之后找到需要添加血管，单击。

（2）添加组织：单击"Inject dye"（注射染料）按键，为未被染色分割的组织上色，可以调节控制注射的速度。若着色过多，可用"small spherical eraser"（橡皮擦）工具擦除，橡皮擦工具可以调节尺寸。

（3）添加组织：单击"Brush"（刷子）按键为未被染色分割的组织上色，可以调节刷子的尺寸。

（4）扩充和缩小：单击"Expand/Erode"按键可以扩大或缩小激活组织的边缘，每单击一次，边缘增大或缩小。

（5）剪切去除：单击"Exclude freehand"（剪切）按键，长按鼠标左键🖱，圈取需要去除组织后，放开左键。

组织分割修正那个结束后则可进入第二步 Coronary Extraction（冠状动脉提取），如图 2-9 所示。

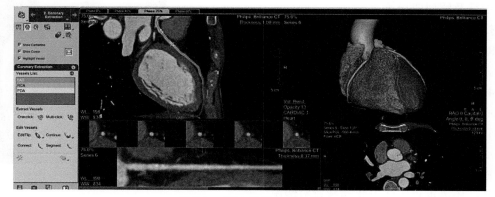

图 2-9　CCA 软件介绍（3）

1. 三维 MIP　三维 MIP 可显示冠状动脉开口及走行，由于常规冠状动脉开口一般在

3～5mm，故建议冠状动脉开口处 MIP 厚度层厚小于等于 3mm。

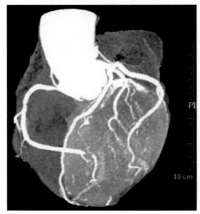

图 2-10　三维 MIP 图像

操作方法：进入第二步确认血管标记后，点击右上角 VR 视图下左下角的"Vol.Rend"切换至 MIP 视图，旋转至所需显示体位片即可（常见显示体位：冠状动脉正位+头位，冠状动脉左前斜位等）。结果如图 2-10 所示。

2. 曲面重组（CPR） CPR 沿冠状动脉走行将扭曲、缩短和重叠的冠状动脉伸展拉直，展示在同一平面上，可显示血管全程沿冠状动脉的走向。

操作方法：进入第二步血管标记后，点击左上角 CPR 视图旋转至所需平面片即可。若不需要显示冠状动脉中心线，请勿勾选左上角"show centerline"选框。结果如图 2-11 所示。

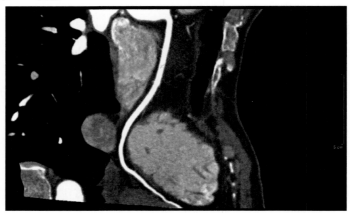

图 2-11　曲面重组图像

3. 容积重建（VR） 采用容积重建的方式，可显示冠状动脉树及冠状动脉与心脏表面的空间位置关系和立体形态，可多角度、多方位直观观察冠状动脉的发出部位，走行及解剖变异等。

操作方法：进入第二步确认血管标记后，点击右上角 VR 视图，旋转至所需角度方位片即可。结果如图 2-12 所示。

4. 冠状动脉性心脏病图像后处理 冠状动脉粥样硬化性心脏病是冠状动脉血管发生动脉粥样硬化病变而引起血管腔狭窄或阻塞，造成心肌缺血、缺氧或坏死而导致的心脏病。冠心病是目前世界上最常见的死亡原因之一。冠状动脉性心脏病后处理除以上常规冠状动脉后处理之外，还需重点关注冠状动脉狭窄情况。

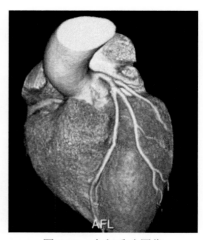

图 2-12　容积重建图像

（1）二维 MIP：二维 MIP 可显示病变范围，如钙化范围、血管壁受累情况等。

操作方法：选择病人数据进入 CT Viewer，在 SLAB 模式下将 Average 视图调整至 MIP 视图，旋转至所需体位片即可。结果如图 2-13 所示。

（2）CPR 冠状动脉拉直像上的数据测量：患者有明显心绞痛症状，斑块处血管直径小于近心端正常血管直径 50%，定义为冠状动脉狭窄。通常采用 CPR 展示冠状动脉主干，并在重建后的 CPR 视图上进行管腔直径测量，如图 2-14 所示。

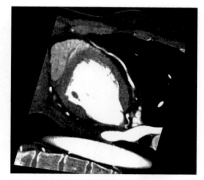

图 2-13　二维 MIP 图像

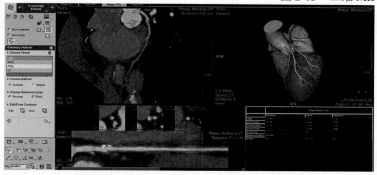

图 2-14　CPR 冠状动脉拉直像上的数据测量

操作方法：冠状动脉分析页面，可以对冠脉管腔进行编辑、测量、比较。血管管径显示分两种方法：轮廓法 Contours 和卡尺法 Calipers（图 2-15）。

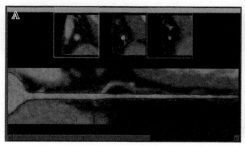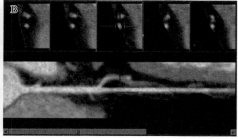

图 2-15　轮廓法（A）和卡尺法（B）

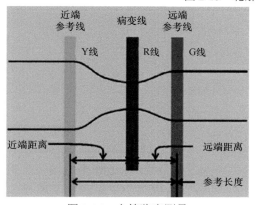

图 2-16　血管狭窄测量

血管狭窄测量：在 Contours 模式下，拉直图像中将显示可移动的参考线（图 2-16）：R 线用于标记狭窄位置；Y 线用于标记近端参考位置；G 线用于标记远端参考位置。

管腔轮廓编辑：单击"Edit"（编辑）按键，图像显示了管腔轮廓和绘制控制点。将鼠标放置在管腔轮廓上，鼠标变为铅笔形状后拖动其将轮廓调整到合适位置，再单击"Edit"按键确认。或在轴位图像上进行轮廓编辑，将轮廓调整到合适位置后，单击"Edit"确认（图 2-17）。

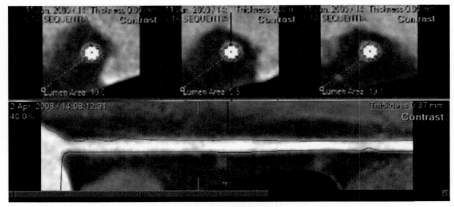

图 2-17　管腔轮廓编辑

绘制新的血管管腔轮廓：单击"Draw"（绘制）按键。

指向横截面图像，单击轮廓的开始位置，一个新轮廓将开始出现。围绕管腔壁单击鼠标，直到完成新轮廓。再次双击或单击"Draw"（绘制）按键退出绘制。

结果测量表如图 2-18 所示。

Measurements - PDA			
	Reference	Lesion	Difference
Area	4.9 mm²	0.5 mm²	90 %
Current Diam.	2.6 mm	0.8 mm	69 %
Effective Diam.	2.5 mm	0.8 mm	68 %
Minimum Diam.		0.8 mm	68 %
Eccentricity		0.00	
Reference Distance	14.7 mm		
Position	N/A	80.8 mm	N/A

图 2-18　结果测量表

三、正常及冠状动脉粥样硬化的冠状动脉 CT 图像后处理

（一）正常的冠状动脉 CT 三维重建

【病例 2-7】

1. 基本资料　患者，男性，47 岁。

2. 临床资料

（1）主诉：胸闷 1 个月余。

（2）现病史：患者 1 个月前无明显诱因出现胸闷、气短，无胸痛，无发热、咳嗽、咳痰，无头晕、头痛。既往高血压病史 1 年。

3. 影像资料

（1）影像描述：冠状动脉呈右优势型。左冠状动脉主干（LM）起源于左冠状窦，右冠状动脉起源于右冠状窦。右冠状动脉（RCA）未见斑块及明显狭窄。LM 未见斑块及明显狭窄。左前降支（LAD）未见斑块及明显狭窄。左回旋支（LCX）未见斑块及明显狭窄（图 2-19）。

（2）诊断：冠状动脉未见明显粥样硬化表现（CAD-RADS 0级）。

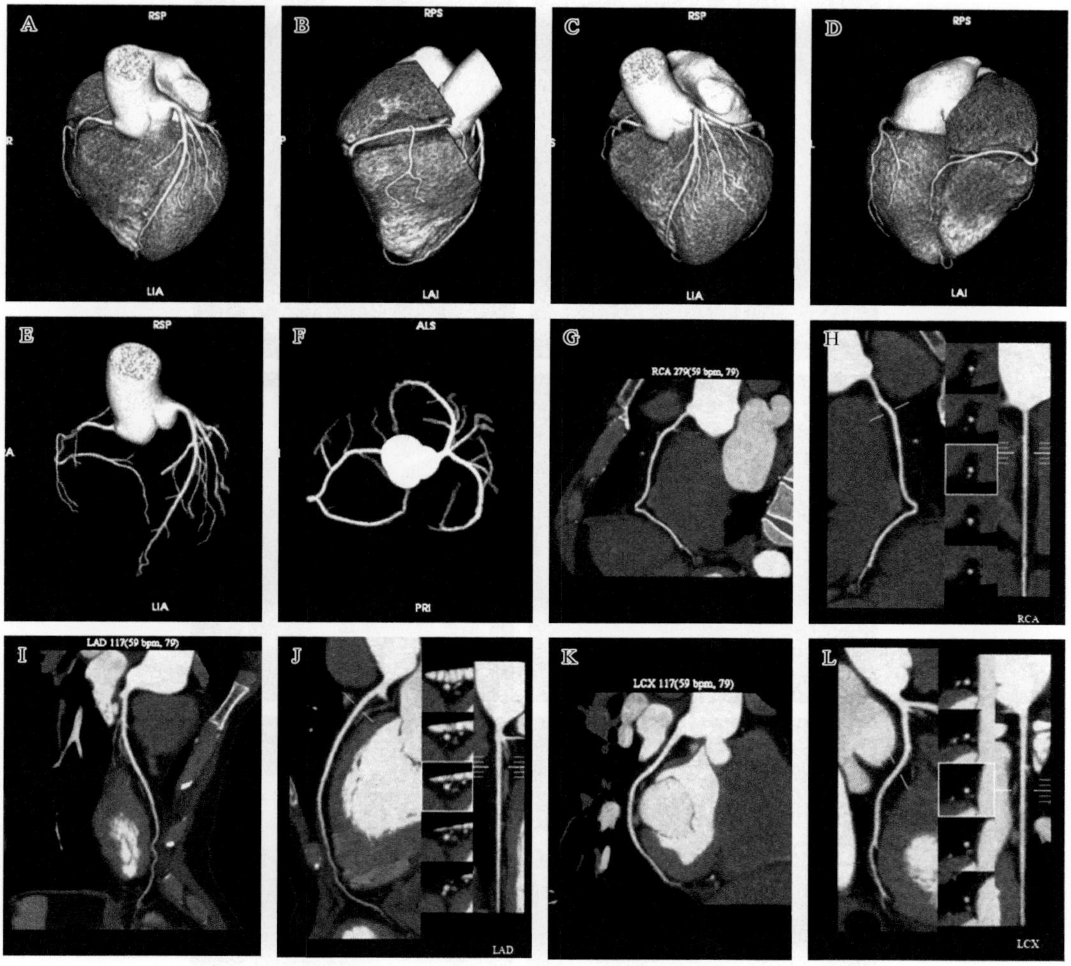

图2-19 正常的冠状动脉CT重建图像

A～D.冠状动脉VR图像；E、F.冠状动脉树；G、H.右冠状动脉CPR图像；I、J.左前降支CPR图像；
K、L.左回旋支CPR图像

（二）冠状动脉粥样硬化的冠状动脉CT三维重建

【病例2-8】

1.基本资料 患者，男性，36岁。

2.临床资料

（1）主诉：胸痛、胸闷15天。

（2）现病史：患者15天前劳累后出现胸痛、胸闷，休息几分钟后缓解；无咳嗽、咳痰，无发热，无头晕、头痛，无恶心、呕吐；实验室检查血脂升高。

3.影像资料

（1）影像描述：右冠状动脉近段可见局限性非钙化斑块，呈偏心性分布，致管腔狭窄约30%。左前降支中段可见局限性非钙化斑块，呈偏心性分布，致管腔狭窄约30%（图2-20）。

（2）诊断：冠状动脉粥样硬化表现（CAD-RADS 2级）。

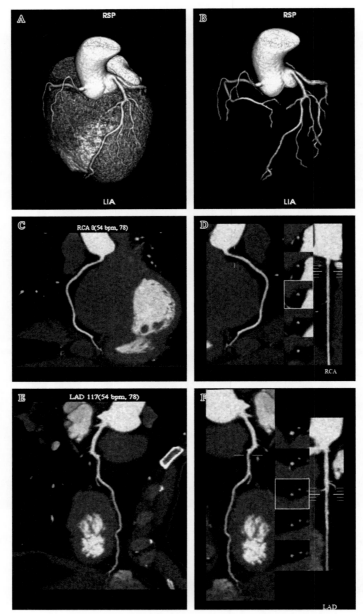

图 2-20 冠状动脉粥样硬化 CT 冠状动脉重建图像

A. 冠状动脉 VR 图像；B. 冠状动脉树；C、D. 右冠状动脉近段非钙化斑块 CPR 图像；
E、F. 左前降支中段非钙化斑块 CPR 图像

第七节 主动脉 CT 血管造影

一、主动脉 CT 血管造影扫描

（一）检查前准备

1. 检查前询问受检者是否对碘过敏，是否是过敏体质。

2. 向受检者讲解注入对比剂后的一些正常身体上的反应，如全身发热、感觉恶心等属于正常反应，嘱受检者不必紧张，减少受检者的紧张情绪。

（二）对比增强扫描

1. 定位像扫描 胸部、腹部正位定位像，确定扫描范围。

2. 扫描体位和方式 仰卧位，两臂上举抱头；螺旋扫描。

3. 扫描角度 与扫描床面呈 90°，与扫描机架呈 0°。

4. 扫描范围 从胸廓入口平面扫描至所需层面。

5. 扫描视野（FOV） （35cm×35cm）～（40cm×40cm）（视受检者体型而定，需包括胸壁皮肤）。

6. 重建层厚 层厚 0.625mm。

7. 重建算法 软组织算法。

8. 窗宽窗位 窗宽 600～800HU，窗位 300～400HU。

9. 扫描参数 电压 100～120kV，自动电流 100～300mA，转速 0.5～1.0s/rot。

10. 对比剂的使用

（1）对比剂用量：成年人用量为 50～80ml 非离子型含碘对比剂，儿童按体重用量为 1.0～1.5ml/kg。

（2）注射方式：压力注射器静脉内团注，注射速率 3.5～5.0ml/s。

（3）扫描开始时间：采用团注跟踪技术或小剂量对比剂测试技术。

二、三维后处理工作站主动脉瘤 CT 图像后处理

主动脉瘤指主动脉病理性的扩张，超过正常血管直径的 50%，称为主动脉瘤。根据动脉瘤的发生位置，可分升主动脉瘤、胸主动脉瘤、腹主动脉瘤等。对于动脉瘤的后处理通常需要在增强薄层横断面影像上寻找到动脉瘤的位置后，采用 MPR 图像显示主动脉瘤全程及动脉瘤瘤体与瘤颈的情况，采用 VR 模式下多角度显示主动脉的外观形态，在 MPR 图像上进行动脉瘤数据的测量。

1. MPR 图像 操作方法：选择病人数据进入 CT Viewer，在 SLAB 模式下即可打开冠状面和矢状面的动脉瘤 MPR 影像，如图 2-21 所示。

2. VR 图像 操作方法：选择病人数据进入 CT Viewer，在 VR 模式下将 VR 视图旋转至合适位置即可打开 VR，如图 2-22 所示。

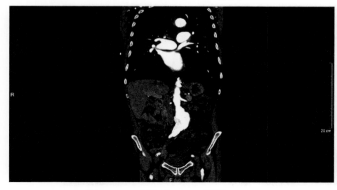

图 2-21 动脉瘤 MPR 图像

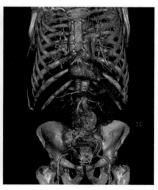

图 2-22 VR 图像

3. 动脉瘤数据的测量 操作方法：选择病人数据进入 CT Viewer，在 SLAB 模式下，在横断面数据上，长按鼠标左键上下滑动寻找到动脉瘤最大横截面图像，使用左下角测量工具测量瘤体的长径与短径，如图 2-23 所示。

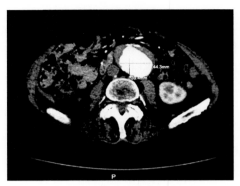

图 2-23　动脉瘤数据的测量

三、主动脉夹层及腹主动脉瘤 CT 图像后处理

（一）主动脉夹层（Stanford A 型）的胸主动脉-腹主动脉-髂动脉 CT 三维重建

【病例 2-9】

1. 基本资料　患者，女性，57 岁。

2. 临床资料

（1）主诉：胸部疼痛 6 小时。

（2）现病史：患者 6 小时前无明显诱因出现胸部撕裂样疼痛，呈持续性，伴有背部放射痛，伴有恶心、呕吐，呕吐物为胃内容物，伴有胸闷、气短、头晕。既往有高血压病史。

3. 影像资料

（1）影像描述：第一破口位于升主动脉近段，冠状窦未见受累，左、右冠状动脉开口未累及，升主动脉、主动脉弓、降主动脉可见撕裂的内膜片影，真假腔形成、延伸至腹腔干水平，真腔小，假腔大，假腔内密度较真腔低。腹腔干、肠系膜上动脉及双肾动脉未见受累表现（图 2-24）。

（2）诊断：主动脉夹层（Stanford A 型）。

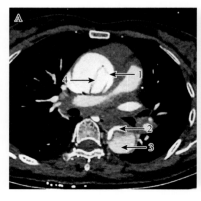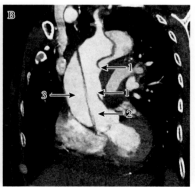

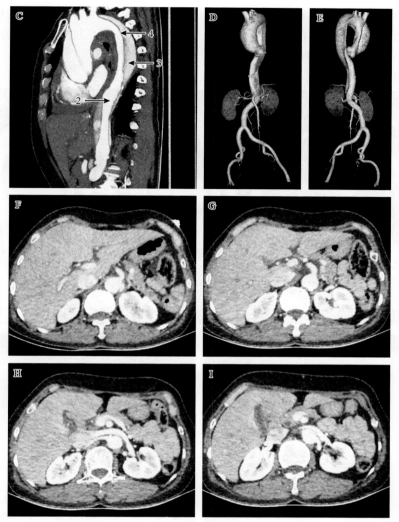

图 2-24　主动脉夹层（Stanford A 型）的胸主动脉-腹主动脉-髂动脉 CT 三维重建图像

A. 主动脉夹层轴位图像；B、C. 主动脉夹层 MPR 图像；D、E. 主动脉夹层 VR 图像；

F～I. 腹主动脉三大分支开口图像；1. 破口；2. 真腔；3. 假腔；4. 内膜片

（二）主动脉夹层（Stanford B 型）的胸主动脉-腹主动脉-髂动脉 CT 三维重建

【病例 2-10】

1. 基本资料　患者，男性，40 岁。

2. 临床资料

（1）主诉：突发胸痛 8 小时余。

（2）现病史：患者 8 小时前突发剧烈胸痛，以胸骨后为著，呈压榨性疼痛，伴有胸闷气短、大汗淋漓，无寒战、发热，无头晕、头痛，无四肢抽搐，无恶心、呕吐，持续不能缓解并进行性加重。既往有高血压病史 3 年，最高血压可达 160/100mmHg（1mmHg=0.133 kPa）。

3. 影像资料

（1）影像描述：第一破口位于主动脉弓降部，距左锁骨下动脉远端约 13.2mm，降主动脉可见撕裂的内膜片影，真假腔形成、延伸至肠系膜上动脉水平，假腔内密度较真腔高，腹主动脉水平，真腔小，假腔大。夹层累及腹腔干，由真假腔共同供血，肠系膜上动脉及双肾动脉均由真腔供血（图 2-25）。

（2）诊断：主动脉夹层（Stanford B 型）。

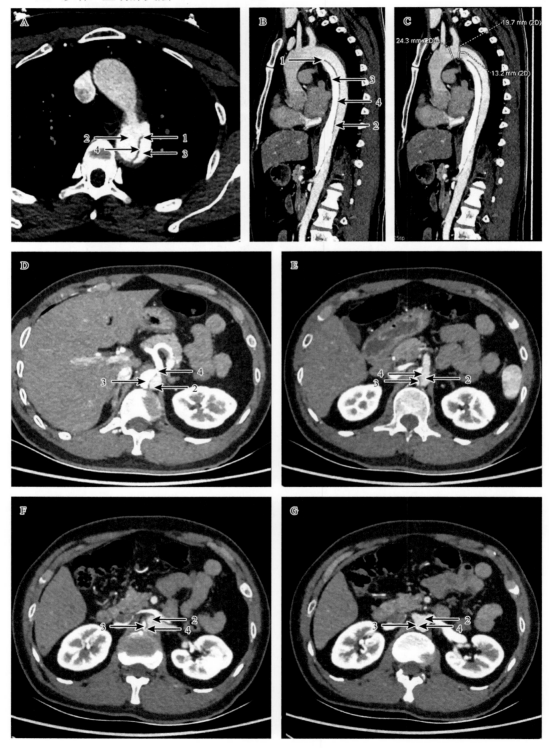

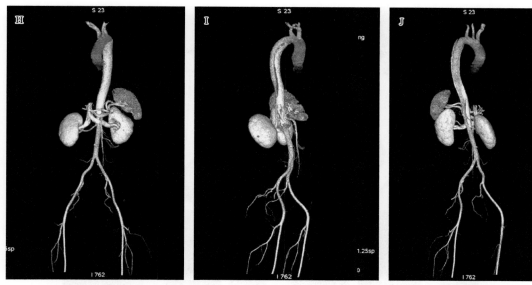

图 2-25　主动脉夹层（Stanford B 型）的胸主动脉-腹主动脉-髂动脉 CT 三维重建图像
A. 主动脉夹层轴位图像；B. 主动脉夹层 MPR 图像；C. 主动脉夹层相关数据测量；D～G. 腹主动脉三大分支开口图像；
H～J. 主动脉夹层 VR 图像；1. 破口；2. 真腔；3. 假腔；4. 内膜片

（三）腹主动脉瘤的腹主动脉-髂动脉 CT 三维重建

【病例 2-11】

1. 基本资料　患者，男性，67 岁。

2. 临床资料

（1）主诉：体检发现腹主动脉瘤 5 年，1 周前检查发现腹主动脉瘤增大。

（2）现病史：患者 5 年前体检发现腹主动脉瘤，无肩背部放射痛。5 年来未曾规律复查。1 周前因其他疾病检查时发现腹主动脉瘤较前增大。

3. 影像资料

（1）影像描述：腹主动脉远段管腔呈梭形瘤样扩张，较大内径约 6.7cm×6.8cm，累及长度约 10.4cm，瘤腔内可见附壁血栓形成，瘤体与近侧正常腹主动脉夹角约 126°，距左、右肾动脉开口分别为 4.0cm、3.1cm。肠系膜下动脉受累（图 2-26）。

（2）诊断：腹主动脉瘤，瘤腔内附壁血栓形成。

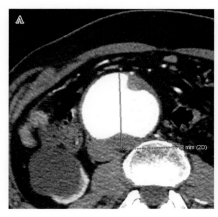
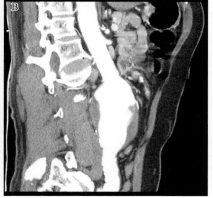

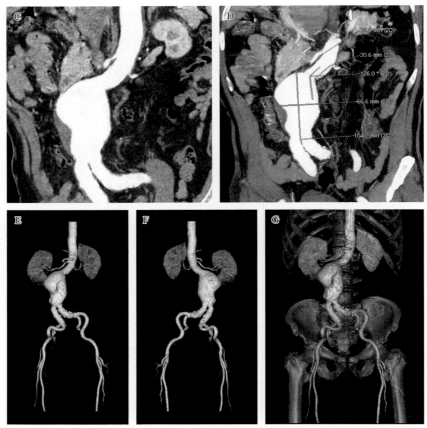

图 2-26　腹主动脉瘤的腹主动脉-髂动脉 CT 三维重建图像

A. 腹主动脉瘤轴位图像；B、C. 腹主动脉瘤 CPR 图像；D. 腹主动脉瘤相关数据测量；E～G. 腹主动脉瘤 VR 图像

第三章　腹　　部

腹部结构复杂，包裹实性脏器、空腔脏器、腹膜、血管、淋巴、骨骼等结构，涉及多个人体系统，CT 检查尤其 CT 重建技术在腹部相关疾病诊断中有重要意义，其空间分辨率高、多种对比剂等成像方法可以更好地显示病变的位置、大小、形态、轮廓、毗邻结构、血供等特点，对影像诊断、临床治疗、预后评估有重要价值，其性价比高、快速成像的特征也使之成为目前临床腹部疾病最常用的影像学检查方法。

第一节　门静脉、下腔静脉、肝动脉、肾动静脉三维重建

一、扫描方案

1. 检查前准备

（1）受检者在检查前禁食 4 小时以上。

（2）检查前询问受检者是否对碘过敏，是否是过敏体质。

（3）向受检者讲解注入对比剂后的一些正常身体上的反应，如全身发热、感觉恶心等属于正常反应，嘱受检者不必紧张，减少受检者的紧张情绪。

2. 对比增强扫描

（1）定位像扫描：腹部正位定位像。

（2）扫描体位和方式：仰卧位，两臂上举抱头；横断面螺旋扫描。

（3）扫描角度：与扫描床面呈 90°，与扫描机架呈 0°。

（4）扫描范围：扫描范围膈肌上缘-耻骨联合。

（5）扫描视野（FOV）：（35cm×35cm）～（40cm×40cm）（视受检者体型而定，需包括腹壁皮肤）。

（6）重建层厚：层厚 0.625cm。

（7）重建算法：软组织算法。

（8）窗宽窗位：窗宽 600～800HU，窗位 300～400HU。

（9）扫描参数：电压 100～120kV，自动电流 100～300mA，转速 0.5～1.0s/rot。

（10）对比剂的使用

1）对比剂用量：成年人用量为 50～80ml 非离子型含碘对比剂，儿童按体重用量为 1.0～1.5ml/kg。

2）注射方式：压力注射器静脉内团注，注射速率 3.5～5.0ml/s。

3）扫描开始时间：采用团注跟踪技术或小剂量对比剂测试技术。

3. CT 图像后处理技术　多平面重组（MPR）、多层面容积重建（MPVR）、容积重建（VR）。

4. 打印和存档

（1）打印门静脉、下腔静脉、肝动脉轴位图像及 MPR、CPR 及 VR 图像。

（2）图像处理完成后，将胸主动脉扫描薄层图像及重组后图像完整上传至影像归档和通信系统（PACS）。

二、病例示例

（一）门静脉、下腔静脉 CT 三维重建

【病例 3-1】

1. 基本资料 患者，男性，56 岁。

2. 临床资料

（1）主诉：头晕、乏力、恶心 1 个月，发现氨基转移酶升高 1 天。

（2）现病史：患者头晕、乏力、恶心，伴咳嗽、咳白色痰，无发热、寒战，无胸闷、气短。乙肝全套检查：乙肝表面抗体 173.500IU/L。生化常规检查：总胆红素 49.4μmol/L，结合胆红素 5.3μmol/L，谷草转氨酶 593.1U/L，谷丙转氨酶 1977.0U/L。患者近 1 个月体重减轻 8.5kg。

3. 影像资料

（1）检查项目：门静脉 CT（间接）三维重建。

（2）影像描述：门静脉主干及其分支充盈良好，主干及其分支走行自然，未见充盈缺损（图 3-1）。

（3）诊断：门静脉主干及其分支未见异常。

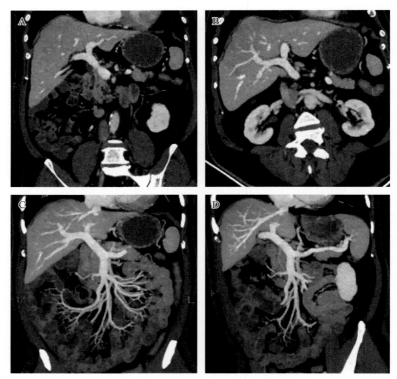

图 3-1 门静脉 CT（间接）三维重建图像（1）

A. 门静脉左支；B. 门静脉右支；C. 门静脉主干、肠系膜上静脉、肠系膜下静脉；D. 脾静脉

【病例 3-2】

1. 基本资料 患者，男性，53 岁。

2. 临床资料

（1）主诉：间断恶心、呕吐、腹痛 2 周，加重伴寒战、高热 3 天。

（2）现病史：患者于 2 周前饭后出现间断恶心、呕吐（同食人员未出现此症状），呕吐物为胃内容物、呕吐呈非喷射状，间断腹泻，稀水样便，无黏液脓血便，上腹部阵发性痛，无放射；高热（39.0℃）。

3. 影像资料

（1）检查项目：门静脉 CT（间接）三维重建。

（2）影像描述：门静脉主干及左支、肠系膜上静脉管壁毛糙，管腔内长节段充盈缺损影。门静脉主干增宽，直径约 2.1cm，肠系膜上静脉周围脂肪间隙模糊（图 3-2）。

（3）诊断：门静脉主干及左支、肠系膜上静脉血栓；门静脉高压。

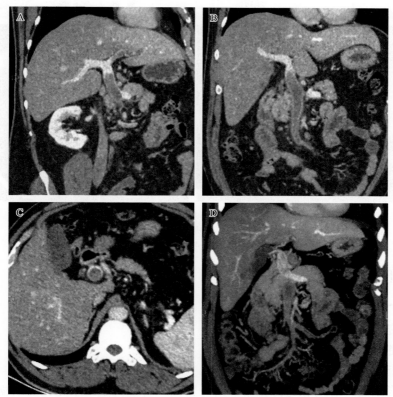

图 3-2　门静脉 CT（间接）三维重建图像（2）

A.门静脉左支及门静脉主干内血栓；B、C.门静脉主干血栓；D.肠系膜上静脉血栓

【病例 3-3】

1. 基本资料　患者，女性，64 岁。

2. 临床资料

（1）主诉：上腹疼痛，呕吐、恶心 1 周，反复双下肢水肿 2 年。

（2）现病史：患者于 1 周前无明显诱因出现上腹疼痛，伴恶心，间歇性呕吐；反复双下肢水肿 2 年；无发热，二便正常。

3. 影像资料

（1）检查项目：下腔静脉 CT 三维重建。

（2）影像描述：下腔静脉（第二肝门段）节段性狭窄，肝静脉纤细，奇静脉、半奇静脉曲张；膈下静脉曲张；肝脏增大（图 3-3）。

（3）诊断：巴德-基亚里综合征（Budd-Chiari syndrome，BCS）。

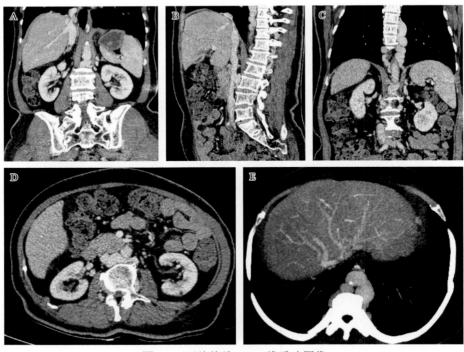

图 3-3　下腔静脉 CT 三维重建图像

A. 下腔静脉节段性狭窄（冠状位），膈下静脉曲张；B. 下腔静脉节段性狭窄（矢状位）；

C、D. 奇静脉、半奇静脉曲张；E. 肝静脉狭窄、迂曲

（二）肝动脉 CT 三维重建

【病例 3-4】

1. 基本资料　患者，男性，48 岁。

2. 影像资料

（1）检查项目：肝动脉 CT 三维重建。

（2）影像描述：肝动脉起源正常，走行自然，管壁光整，未见充盈缺损，未见异常扩张。肝实质密度轻度减低；所示胆囊、胰腺、脾脏、双肾形态、密度正常（图 3-4）。

（3）诊断：肝动脉未见异常；脂肪肝。

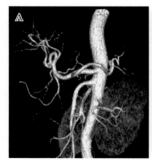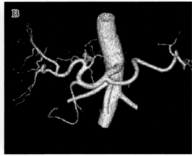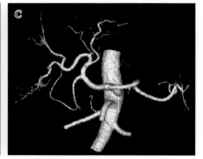

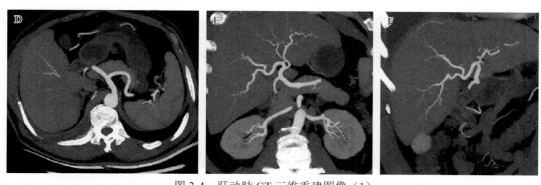

图 3-4　肝动脉 CT 三维重建图像（1）

A. 腹腔干、肠系膜上动脉起始处；B. 腹腔干动脉分支；C. 肝动脉全程；D. 腹腔干分支；
E. 肝动脉主干及肝动脉右支；F. 肝动脉右支

【病例 3-5】

1. 基本资料　患者，男性，52 岁。

2. 临床资料

（1）主诉：上腹部胀痛 3 周。

（2）现病史：患者上腹部持续性胀痛 3 周伴乏力 1 个月，腹痛以右上腹部为主，无放射性痛，甲胎蛋白 102μg/L。患者无头痛、发热等症状。

（3）既往史：患者乙肝病史 10 年。

3. 影像资料

（1）检查部位：肝动脉 CT 三维重建。

（2）影像描述：平扫肝 S2 类圆形低密度影，大小约 3.4cm×2.5cm，病灶边界清晰，增强扫描动脉期明显强化，延迟期病灶廓清明显，呈"快进快出"表现，肝动脉左支分支于病灶内穿行，边缘见受压肝动脉分支，血管壁毛糙，粗细不均。所示胆囊、脾脏、双肾大小、形态未见异常，增强扫描未见异常强化（图 3-5）。

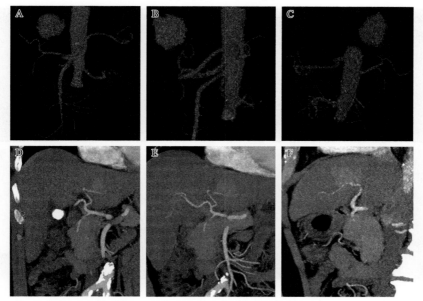

图 3-5　肝动脉 CT 三维重建图像（2）

A～C. VR 图像，显示肿瘤与肝动脉关系；D～F. MIP 图像，显示肝癌内穿行动脉及受压肝动脉分支

（3）诊断：肝 S2 段肝癌，肝动脉左支受侵犯。

（三）肾动脉、肾静脉 CT 三维重建

【病例 3-6】

1. 基本信息　患者，女性，66 岁。

2. 临床资料

（1）主诉：体检发现左肾占位 2 个月余。

（2）现病史：2 个月前患者于当地医院体检查腹部彩超检查，示左肾实质稍强回声团块，考虑肾癌。病程中，患者无腹痛、腹胀，无尿频、尿急、尿痛及血尿等不适，饮食及二便正常，体重未见明显变化。

3. 病理结果

（1）肉眼所见：灰白软组织一块，体积为 4cm×3cm×3cm。切面可见直径 2.5cm 结节一枚，切面灰白或灰黄，实性，质软。

（2）镜下所见：（左侧）肾组织及肿瘤组织，肿瘤细胞呈卵圆形，胞质丰富，部分嗜酸，部分肿瘤细胞的胞质空亮，弥漫分布，部分区域出血坏死并囊性变，间充质可见纤细的毛细血管网。

（3）病理诊断：符合肾透明细胞癌，组织学分级为（2 级）。

4. 影像资料

（1）检查项目：肾动脉+肾静脉 CT 三维重建。

（2）影像描述：平扫左肾见类圆形低密度影，大小约 3.3cm×3.1cm，边缘光整，增强扫描动脉期明显强化，静脉期强化减退，其内见液化坏死区，病灶由左肾动脉分支供血。双肾动脉均起源于腹主动脉，双肾动脉走行自然，管腔未见明确狭窄及异常扩张，管壁光整。双肾静脉汇入下腔静脉，双肾静脉走行自然，未见狭窄、闭塞及充盈缺损（图 3-6）。

（3）诊断：左侧肾癌，由左肾动脉分支供血；双肾静脉未见异常。

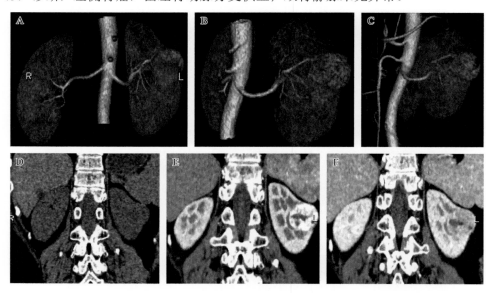

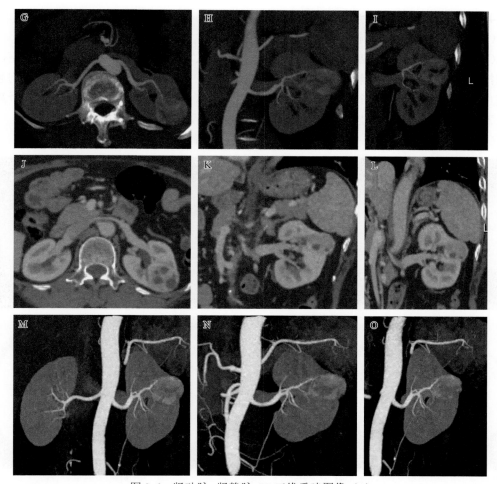

图 3-6 肾动脉+肾静脉 CT 三维重建图像（1）

A～C. VR 图像，显示左肾肿瘤与左肾动脉位置关系；D～F. 显示平扫、皮质期、髓质期左肾肿瘤强化方式；G～I. MIP 图像，显示左肾肿瘤与左肾动脉内部关系；J～L. MIP 图像，显示左肾肿瘤与左肾静脉内部关系；M～O. MIP 图像，显示左肾动脉MIP 图像全貌及肿瘤供血动脉关系

【病例 3-7】

1. 基本信息 患者，男性，48 岁。

2. 临床资料

（1）主诉：体检发现左肾占位 1 个月余。

（2）现病史：患者左侧肾区不规律疼痛 1 个月，加重 4 天，行腹部彩超示左肾实质稍强回声团块。病程中，患者无腹痛、腹胀，无尿频、尿急、尿痛及血尿等不适，饮食及二便正常，体重未见明显变化。

3. 病理结果 （左肾）肾透明细胞癌（2 级），最大径约 5cm，癌组织侵及肾被膜；未见脉管内癌栓。免疫组化结果：左肾癌细胞 CK7（−），CD10（＋），RCC（−），EMA（部分细胞+），Vimentin（＋），WT-1（−），Ki67（热点区约 5%），34BE12（−），CD117（个别细胞+），SDHB（＋），Pax-8（＋），PD-1（−），TFE3（＋），E-cadherin（＋），P504s（部分细胞+）。

4. 影像资料

（1）检查项目：肾动脉+肾静脉 CT 三维重建。

（2）影像描述：平扫左肾见类圆形低密度影，大小约 5.3cm×4.3cm，边缘光整，增强扫描动脉期明显强化，静脉期强化减退，病灶由左肾动脉分支供血。双肾动脉均起源于腹主动脉，双肾动脉走行自然，管腔未见明确狭窄及异常扩张，管壁光整。双肾静脉汇入下腔静脉，双肾静脉走行自然，未见狭窄、闭塞及充盈缺损（图 3-7）。

（3）诊断：左侧肾癌，由左肾动脉分支供血；双肾静脉未见异常。

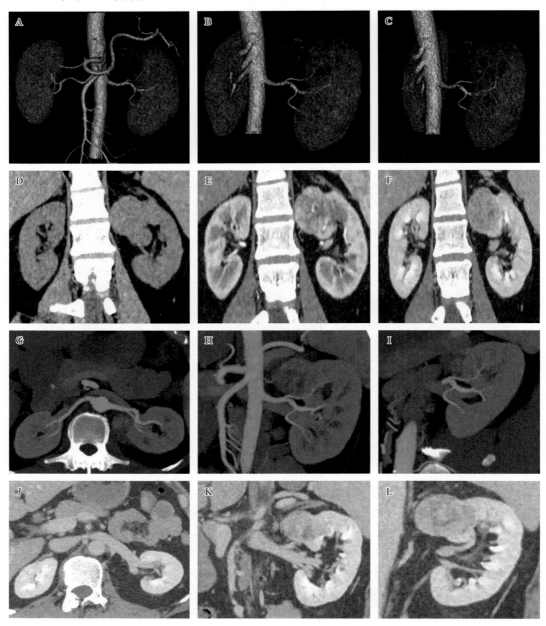

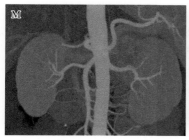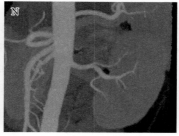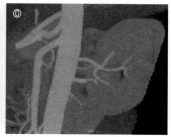

图 3-7　肾动脉+肾静脉 CT 三维重建图像（2）

A～C. VR 图像，显示左肾肿瘤与左肾动脉位置关系；D～F. 显示平扫、皮质期、髓质期左肾肿瘤强化方式；G～I. MIP 图像，显示左肾肿瘤与左肾动脉内部关系；J～L. MIP 图像，显示左肾肿瘤与左肾静脉内部关系；M～O. MIP 图像，显示左肾动脉MIP 图像全貌及肿瘤供血动脉关系

第二节　输尿管 CT 尿路造影

一、扫描方案

1. 检查前准备

（1）检查前 1 天，尽可能食少渣饮食，禁服含金属的药品，或进行消化道钡剂造影。

（2）脱去有金属扣子和挂钩的衣裤，取出口袋中的金属物品，解除腰带，去除腰围、腹带及外敷药物等。

（3）训练受检者的呼吸，并尽可能保持每次呼吸幅度一致。

（4）检查当日以空腹为宜。扫描前 4～8 小时禁食，检查前口服温水 1000ml 充盈胃肠道。

（5）检查前受检者憋尿，大量饮水待膀胱充盈时扫描。

2. 平扫

（1）定位像扫描：腹部正位定位像，确定扫描范围和层次。

（2）扫描体位和方式：仰卧位，身体置于床面中间，两臂上举抱头；横断面螺旋扫描。

（3）扫描角度：与扫描床面呈 90°，与扫描机架呈 0°。

（4）扫描范围：从肾上极向下至膀胱下缘。

（5）扫描视野（FOV）：（35cm×35cm）～（40cm×40cm）（视受检者体型而定，需包括腹壁皮肤）。

（6）重建层厚：层厚≤5mm，若病灶需行薄层扫描时，层厚视情况而定。

（7）重建算法：软组织算法。

（8）窗宽窗位：窗宽 150～200HU，窗位 35～50HU。

（9）扫描参数：电压 120kV，电流 150～200mA。

3. 对比增强扫描

（1）增强扫描时，扫描体位、方式、参数、层厚等通常与平扫一致。

（2）对比剂用量：常规增强，压力注射器静脉注射非离子型对比剂 70～100ml，注射速率 3.0～4.0ml/s；儿童按体重用量为 1.0～1.5ml/kg，或参照药品说明书使用。

（3）扫描时相：CT 尿路造影（CTU）增强通常采用三期扫描，皮质期延迟扫描时间 25～30 秒，髓质期延迟扫描时间 60～70 秒，分泌期延迟扫描时间 2～3 分钟，根据病情需要可再延迟扫描至 20～30 分钟，必要时改变体位扫描。

4. CT 图像后处理技术　多平面重组（MPR）、多平面容积重建（MPVR）、容积重建（VR）。

5. 打印和存档

（1）打印 CTU 各期轴位图像，必要时加做冠状位、矢状位重组。

（2）图像处理完成后，将 CTU 扫描各期薄层图像及重组后图像完整上传 PACS。

二、病 例 示 例

【病例 3-8】

1. 基本资料　患者，男性，60 岁。

2. 临床资料

（1）主诉：腹痛伴血尿 4 天，加重 1 小时。

（2）现病史：患者自诉于 4 天无明显诱因腹痛伴血尿，1 小时前患者腹部疼痛加重。

3. 实验室检查　尿常规检查结果如表 3-1 所示。

表 3-1　病例 3-8 尿常规检查结果

项目名称	结果	异常结果提示	参考范围
RBC（红细胞）	8389.5 个/μl	H	0～23 个/μl
RBCH（红细胞仪器法）	1510.1 个/HPF	H	0～4.14 个/HPF
WBC（白细胞）	46.6 个/μl	H	0～25 个/μl
WBCH（白细胞仪器法）	8.4 个/HPF	H	0～4.5 个/HPF
CAST（管型）	2.2 个/μl	H	0～1 个/μl

4. 影像资料

（1）检查项目：CT 尿路造影（CTU）。

（2）影像描述：右侧输尿管中上段（平腰 4 椎体右侧横突水平）小类圆形高密度影，直径约 4mm，继发右肾盂及右侧输尿管中上段轻度扩张、积水，壁毛糙，增强扫描未见强化。左肾大小、形态、密度未见明显异常，增强扫描未见异常强化；膀胱充盈良好，壁不厚，未见充盈缺损。肝脏、胆囊、脾脏、胰腺形态、密度未见异常，增强后未见异常强化（图 3-8）。

（3）诊断：右侧输尿管中上段结石并输尿管炎症，继发右肾盂及右侧输尿管中上段轻度扩张、积水。

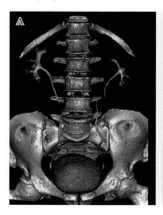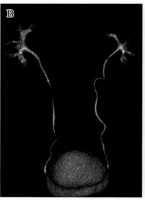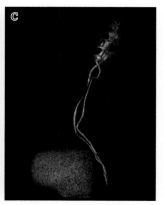

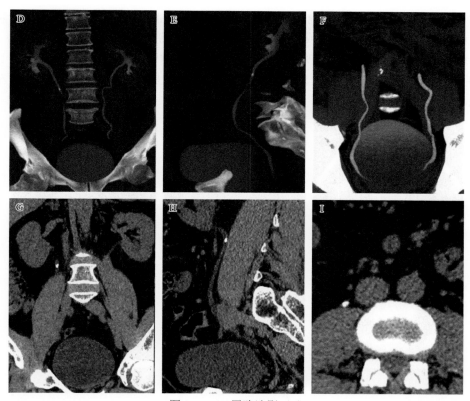

图 3-8　CT 尿路造影（1）

A～C. VR 图像，显示右侧输尿管中上段结石；D～E. MIP 图像，显示右侧输尿管中上段结石；F. 显示双侧输尿管膀胱入口处；
G～I. 分别显示输尿管结石情况（冠状位、矢状位、轴位）

【病例 3-9】

1. 基本资料　患者，女性，17 岁。

2. 临床资料

（1）主诉：右腹绞痛 3 天，加重 4 小时。

（2）现病史：患者自诉于 3 天前运动后腹部绞痛伴血尿，4 小时前患者腹部疼痛加重。

3. 实验室检查　尿常规检查结果如表 3-2 所示。

表 3-2　病例 3-9 尿常规检查结果

项目名称	结果	异常结果提示	参考范围
RBC（红细胞）	7532 个/μl	H	0～23 个/μl
RBCH（红细胞仪器法）	696 个/HPF	H	0～4.14 个/HPF
WBC（白细胞）	57.4 个/μl	H	0～25 个/μl
WBCH（白细胞仪器法）	6.3 个/HPF	H	0～4.5 个/HPF
CAST（管型）	2.5 个/μl	H	0～1 个/μl

4. 影像资料

（1）检查项目：CT 尿路造影（CTU）。

（2）影像描述：双肾形态大小正常，增强扫描未见异常强化；左侧输尿管中上段高密度结节，长径约 6mm，致左侧中上段输尿管及肾盂肾盏扩张、积水，左肾排泄功能减低。右侧肾盂、输尿管未见扩张或狭窄。膀胱充盈良好，膀胱形态及密度未见异常。肝脏、胆囊、脾脏、胰腺形态、密度未见异常，增强后未见异常强化（图 3-9）。

（3）诊断：左侧输尿管中上段结石并左侧肾盂及中上段输尿管扩张、积水，左肾排泄功能减低。

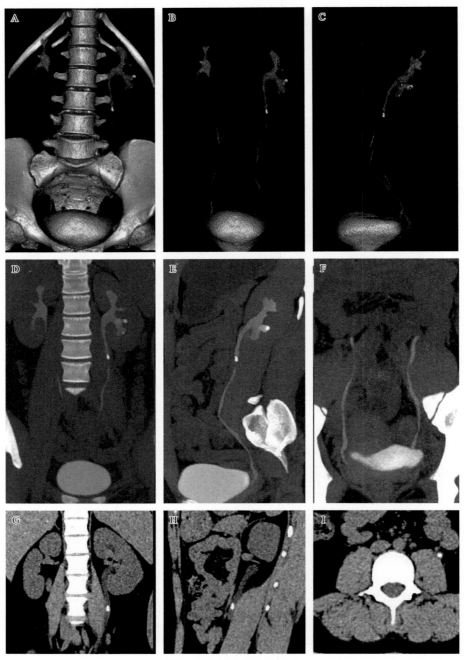

图 3-9　CT 尿路造影（2）

A～C. VR 图像，显示左侧输尿管中上段结石；D～E. MIP 图像，显示左侧输尿管中上段结石；F. 显示双侧输尿管膀胱入口处；
G～I. 分别显示输尿管结石情况（冠状位、矢状位、轴位）

第三节　结肠、小肠CT三维重建

一、扫描方案

1.检查前准备

（1）检查前1天，尽可能食少渣饮食，禁服含金属的药品，或进行消化道钡剂造影，前1天少渣或无渣饮食。

（2）检查前1天晚上和检查当天早上口服50%硫酸镁溶液各30ml，检查当天早、中餐禁食、禁饮，在检查前6小时把1包肠道清洗剂（主要成分为$NaHCO_3$ 8g、KCl 2.3g、NaCl 18.7g）加入3000ml温开水中搅匀口服，1小时内服完。

（3）检查前根据检查要求不同，分别选择灌肠溶液或水（小肠重建）、气体（结肠重建）。

1）温水灌肠增强扫描法：经肛门注入温水1500～1800ml，然后静脉注射对比剂扫描，此法能较好地显示肿瘤性病变，并能更好地显示肠壁、血管和淋巴结等。

2）碘水灌肠法：经肛门注入2%的碘水溶液1500～1800ml，随后进行扫描。

3）空气灌肠法：受检者左侧卧于检查床上，经肛管向肠腔内以5～10ml/s的流率缓慢注入2500～3000ml气体（视受检者耐受程度而定），在受检者感觉腹部胀满、隐痛时停止注气，保留人工肛管，通过CT定位扫描观察小肠肠腔充气情况，如肠腔内气体充盈不满意，还可通过保留的人工肛管适当追加气体。

（4）检查前10分钟肌注山莨菪碱20mg（青光眼、前列腺肥大、排尿困难者禁用）。抑制胃肠道蠕动，减少CT扫描时的运动伪影，降低肠管张力，有利于肠管扩张充盈。受检者无心律不齐、青光眼和前列腺肥大伴尿潴留者等禁忌证。

（5）训练患者呼吸及屏气。

（6）开始扫描

1）脱去有金属扣子和挂钩的衣裤，取出口袋中的金属物品，解除腰带，去除腰围、腹带及外敷药物等。

2）平扫

A.定位像扫描：腹部正位定位像，确定扫描范围和层数。

B.扫描体位和方式：仰卧位，身体置于床面中间，两臂上举抱头；采用横断面螺旋扫描。

C.扫描角度：与扫描床面呈90°，与扫描机架呈0°。

D.扫描范围：从肾上极向下至膀胱下缘。

E.扫描视野（FOV）：（35cm×35cm）～（40cm×40cm）（视受检者体型而定，需包括腹壁皮肤）。

F.重建层厚：层厚≤5mm，若病灶需行薄层扫描时，层厚视情况而定。

G.重建算法：软组织算法。

H.窗宽窗位：窗宽150～200HU，窗位35～50HU。

I.扫描参数：电压为120kV，电流为150～200mA。

3）对比增强扫描

A. 增强扫描时，扫描体位、方式、参数、层厚等通常与平扫一致。

B. 对比剂用量：常规增强，压力注射器静脉注射非离子型对比剂 70～100ml，注射速率 3.0～4.0ml/s；儿童按体重用量为 1.0～1.5ml/kg，或参照药品说明书使用。

C. 扫描时相：通常采用三期扫描，动脉期扫描时间 25～30 秒，门脉期延迟扫描时间 60～70 秒，根据病情需要可再延迟扫描至 1.5～2 分钟，必要时改变体位扫描。

2. CT 图像后处理技术　多平面重组（MPR）、多平面容积重建（MPVR）、容积重建（VR）、CT 仿真内镜（CTVE）。

3. 打印和存档　图像处理完成后，将各期薄层图像及重组后图像完整上传 PACS。

4. 注意事项

（1）检查前 1 周内禁服重金属药物，如 1 周内曾做过胃肠道钡餐造影，则于检查前先行腹部透视，以确认腹腔内无钡剂残留。

（2）扫描时，用铅防护布遮盖头、胸部和上腹，以减少患者受辐射剂量。

（3）患者做增强扫描后，应留观 15 分钟，以观察有无变态反应。

二、病 例 示 例

【病例 3-10】

1. 基本信息　患者，女性，56 岁。

2. 临床资料

（1）主诉：间断性上腹痛 6 日余。

（2）现病史：患者 6 天前无明显诱因出现腹痛，以右上腹部为著，呈间断性，餐后明显，伴有右侧肩背部放射痛。伴恶心，无呕吐，无反酸、嗳气，无胸闷、气短，无发热，无皮肤、巩膜黄染。自行口服药物，患者腹痛较前无明显缓解。

3. 病理报告

（1）镜下所见：肿瘤组织，瘤细胞呈管状、乳头状排列，呈浸润性生长，部分区域溃疡形成。

（2）病理诊断：高分化腺癌。

4. 影像资料

（1）检查项目：结肠 CT 三维重建。

（2）影像描述：结肠充气良好，肠管扩张明显，横结肠肠壁局限性增厚，呈结节样突入管腔，致肠腔狭窄，浆膜面毛糙，增强扫描呈轻度不均匀强化。所示肝脏、胆囊、胰腺、脾脏形态轮廓未见异常，未见异常强化，腹腔、盆腔及腹膜后未见肿大淋巴结（图 3-10）。

（3）诊断：横结肠癌，$T_4N_0M_0$ 期。

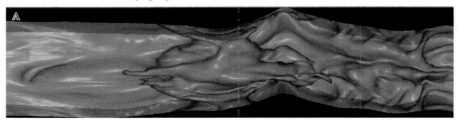

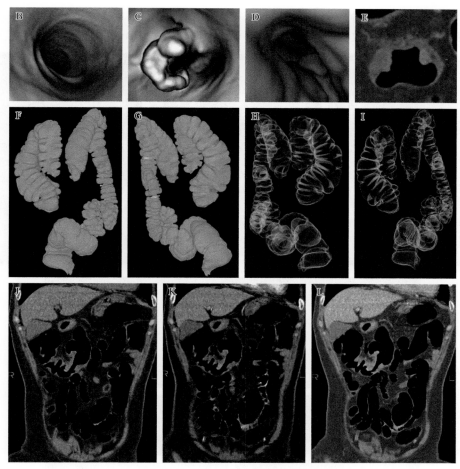

图 3-10　结肠 CT 三维重建图像

A. 仿真内窥镜曲面重组图像；B. 仿真内窥镜下正常长管内壁；C. 仿真内窥镜下结肠病灶呈菜花样凸向腔内；D. 仿真内窥镜下病变区域肠腔狭窄；E. 病变区域短轴位 MIP 图像；F～I. VR 图像，显示结肠重建全程；J～L. 显示病变区域平扫、动脉期、静脉期强化方式

第四节　小肠 CT 三维重建

【病例 3-11】

1. 基本资料　患者，男性，43 岁。

2. 临床资料

（1）主诉：腹痛多年，加重半月。

（2）现病史：腹痛多年，加重半月，脐下明显，大便正常。睡眠欠佳。反复口腔溃疡。

3. 影像资料

（1）检查项目：小肠 CT 三维重建（平扫+增强）。

（2）报告描述：回肠末端肠壁明显均匀性增厚，边缘毛糙，周围脂肪间隙模糊，增强扫描明显强化。余十二指肠、空肠及近段回肠显示良好，管壁未见明显异常，增强扫描未见异常强化（图 3-11）。

（3）诊断：回肠末端炎症。

4. 实验室检查　超敏 CRP：12.10mg/L（参考范围 0～2.87mg/L）。

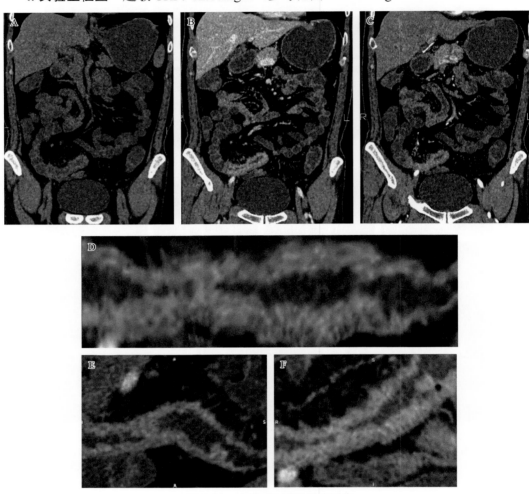

图 3-11　小肠 CT 三维重建图像

A～C. 回肠末端病灶平扫、动脉期、静脉期冠状位图像；D～F. 病变肠管曲面重组图像

第四章 肌肉骨骼系统

　　螺旋 CT 扫描技术以及多平面重组（MPR）、三维重建等 CT 后处理技术在指导治疗和制订手术方案等方面作用显著。CT 图像上消除了平片的重叠伪影，有很高的空间分辨率，病变处经一次螺旋扫描后，可通过 MPR 技术，进行轴位、冠状位、矢状位重建和任意角度斜面重建或曲面重建，反映关节骨及周围软组织二维平面内的变化，如水平走行的骨折线、骨折引起的持重关节面（如踝关节骨折、跟骨骨折等）损伤情况；显示细微的撕脱性骨折、平片为阴性的隐匿性骨折（如部分胫骨平台骨折、肋骨骨折等）；对于因投照体位不正造成的图像不对称，MPR 图像可旋转调节纠正，利于与正常一侧做对比，帮助诊断。还可以清晰地显示骨折术后内固定钉的位置，便于术后评价。VR 图像可以任意旋转，以不同视角立体、直观地显示骨关节的三维形态，如复杂骨折的断端、脱位和各种畸形的形态等。

　　脊椎骨折占全身骨折的 5%～6%，以胸腰段椎体骨折多见。脊椎骨折可合并脊髓或马尾神经的损伤，特别是颈椎骨折脱位可造成脊髓损伤，严重者可致截瘫，甚至死亡。对于椎体骨折的后处理通常需要三维重建及多平面重建，直观形象的显示骨折情况。多角度展示骨折细节。

第一节　脊柱、四肢骨关节及软组织 CT 扫描后处理

一、脊柱、四肢骨关节及软组织 CT 扫描

（一）适应证

1. 骨折　显示骨折碎片、移位、出血、血肿、异物以及相邻组织等。

2. 骨肿瘤　显示肿瘤部位、形态、大小、范围及血供等，有助于对肿瘤进行定性诊断。

3. 其他骨病　如骨髓炎、骨结核、骨缺血性坏死等，可显示骨皮质和骨髓质形态与密度改变，同时可观察病变与周围组织的关系。

4. 软组织疾病　可利用 CT 密度分辨率高的优势来确定软组织病变的部位、大小、形态以及与周围组织结构的关系。

（二）检查技术

常规平扫

（1）体位：通常检查上肢选择头先进，检查下肢选择足先进，检查四肢骨折或占位时，以病变部位为中心，扫描范围包括邻近的一个关节。

1）脊柱：仰卧位，身体置于床面中间，两臂上举抱头。下肢膝关节处用腿垫抬高，尽可能保持腰椎椎体生理弧度与检查床平行。

2）双手及腕关节：仰卧位，头先进，双臂上举平伸，双手间隔 5cm，手指并拢，手

心向下，两中指末端连线与检查床中轴线垂直。

3）双肩关节、胸锁关节及锁骨：仰卧位，头先进，双上臂自然平伸置于身体两侧，双手手心向上，身体置于床面正中。

4）肘关节及上肢长骨：单侧肘关节可采用仰卧位，头先进，患侧上臂上举，手心向上，上臂向床面正中靠拢。

5）双髋关节及股骨上段：仰卧位，头先进，双足尖向内侧旋转并拢，双上臂上举，身体躺平直。

6）双膝关节、踝关节和下肢长骨：仰卧位，足先进，双下肢伸直并拢，足尖向上，双足跟连线与检查床中轴线垂直，双上臂上举。

7）双足扫描：仰卧位，足先进，双下肢弯曲，双足平踏于检查床面，双足纵轴相互平行且均平行于检查床纵轴，双足间隔 5cm，双足跟连线垂直于检查床中轴线。

（2）定位像：扫描定位像以正位像为主，为了准确定位可以增加侧位像扫描。定位像应包含一侧关节及相邻长骨。

（3）扫描范围：在定位像上设定扫描范围。关节的扫描应包含相邻长骨的一部位，并包含相邻的关节。

（4）扫描参数：螺旋扫描，管电压 120kV，管电流 80～100mA，重建层厚采用扫描设备的 1 个或 2 个探测器的厚度，均采用标准算法，以利于 CT 图像重建。

二、上肢与下肢 CTA 扫描

（一）适应证

CTA 检查是用含碘对比剂和 CT 成像设备进行动脉疾病评估及诊断的成像技术，是一种可靠的无创性检查方法，可以初步取代 DSA 用于上肢动脉狭窄、下肢动脉狭窄、动脉瘤、动静脉畸形等血管病变的诊断、治疗决策等方面呈现出极高的临床应用价值。上、下肢 CTA 也可用于显示肢体血管病变以及血管与骨肿瘤或软组织肿块间的关系等。

（二）检查技术

1. 检查前准备

（1）设备：推荐使用 16 排及以上的 CT。

（2）检查者：认真核对患者身份信息，仔细阅读 CT 检查申请单，明确检查目的和要求。排查碘对比剂高危患者。必要时用绷带固定双下肢，对不能合作的患者给予镇静或催眠。

2. 检查方法

（1）体位：上肢 CTA 首选仰卧位，上臂上举，无法上举双臂的受检者，需要将上臂自然放于身体两侧；双手手心向上，身体置于床正中。下肢 CTA 采用仰卧位，足先进，上臂上举或自然放到腹侧，身体置于床面正中。

（2）扫描参数：使用螺旋扫描，标准算法重建。重建层厚采用扫描设备的 1 个或 2 个探测器的厚度，以利于 CTA 图像重建。扫描范围需包括全病变组织和一个相邻关节。

（3）对比剂注射方案：选择健侧的肘正中静脉，以避免对比剂产生的伪影和静脉血管对动脉血管的影响；对比剂碘浓度 300～370mg/ml，注射流率 3.0～4.0ml/s，总量

60.0～80.0ml。先采用双筒高压注射器注射 20.0ml 生理盐水作为试注射，注射对比剂后再注射 30.0ml 生理盐水冲刷，使对比剂在目标血管内保持高浓度和较长时间，同时可避免静脉内高浓度碘对比剂的影响。扫描延迟时间的经验值为 23～25 秒。采用对比剂智能跟踪技术，监测层面选择主动脉弓层面，ROI 预置于主动脉弓，阈值设为 100～150HU，扫描时需要注意扫描方向，即沿目标血管的血流方向进行扫描。

（三）图像后处理

以下肢 CTA 横断面增强的原始图像为基础，根据下肢不同的疾病及临床要求，选用合适的后处理方案。

（1）首先在横断面原始图像及 VR 图像上观察下肢动脉及分支的大致走行、形态及分布等情况。

（2）若无异常，则进行常规 MIP 和 VR 显示。

（3）若发现可疑病变，可在常规后处理基础上，对病变部位、范围、邻近组织情况进行多方位 MPR、CPR、MIP、VR 显示及相关测量。

（四）图像质量评价标准

1. 强化质量

（1）清晰显示腹主动脉、膝上动脉、膝下动脉及足背动脉的解剖形态及动脉管腔充盈状态。

（2）清晰显示下肢动脉与邻近器官、软组织的位置关系。

（3）扫描区域内下肢动脉的横断面影像中 CT 值在 250～300HU。

2. 重建图像质量

（1）无体外金属异物产生的明显影响动脉显示效果的线束硬化伪影。

（2）无运动位移等造成的运动伪影。

（3）VR、MPR、MIP、CPR 等多种图像后处理方法对下肢动脉显示清晰。

（4）CPR 影像重组层面置于血管管径中心，且以不同角度旋转，管径及腔内病变显示清晰。

（5）VR 图像中血管边界平滑，应与 MPR 图像中的动脉边界相符合。

（6）MPR 图像层厚 5mm、层间隔 4～5mm，窗技术 50～350HU。

三、TRICKS 检查技术

时间分辨对比剂动态成像技术（TRICKS）是四维（4D）对比剂增强磁共振血管成像（CE-MRA）技术，又称四维时间解析血管造影（4D TRAK）。TRICKS 不仅可以用于快速多段采集，也可以对单个 3D 容积进行连续采集，提高了单部位 CE-MRA 的时间分辨率，可获得动态的类似于 DSA 的 4D CE-MRA 的时相，其有效时间分辨率可以达到 2～4 秒。

TRICKS 技术比其他的 MRA 技术更可靠。一次注射对比剂可以完成动脉和静脉的显示，能真实地反映肿瘤的供血动脉和引流静脉，成像速度快，与 DSA 相比，TRICKS 具有无创，对比剂更为安全，对比剂用量少，价格更便宜等优点。

四、CT 图像后处理的操作方法

VR 视图可旋转至任意角度，可帮助观察椎体表面的粉碎程度。如图 4-1 所示。MPR 操作方法：选择数据进入 CT Viewer，在 SLAB 模式下进行 MPR 重建横断面、冠状面、矢状面，调至骨窗，层厚 3～5mm，调整至合适位置打片。

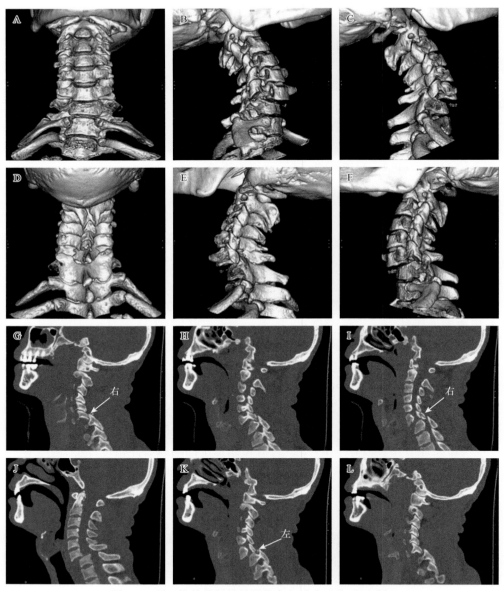

图 4-1　颈 6 椎体骨折并前脱位容积重建及多平面重组

A～F. 颈 6 椎体骨折并前脱位 VR 图像；G～H. 矢状位示颈 6～7 椎体右侧上下关节突绞索；I. 矢状位 MPR 图像示颈 6 椎体下关节突骨折；J. 矢状位 MPR 图像示颈 6 椎体前滑；K～L. 矢状位 MPR 图像示颈 6～7 椎体左侧上下关节突绞索并颈 6 椎体上关节突骨折

（一）椎体骨折 CT 三维重建后处理

【病例 4-1】

1. 基本资料　患者，男性，39 岁。

2. 临床资料

（1）主诉：摔伤致腰背部疼痛伴活动受限 9 小时。

（2）现病史：患者诉 9 小时前，于脚手架上摔下，腰背部着地，当即致患者腰背部疼痛不适，活动受限。

3. 影像资料

（1）影像描述：腰椎曲度存在，椎体序列齐；腰 1、2 椎体楔变并椎体前上缘骨皮质不连续，腰椎间盘未见突出或膨出征象，椎管未见狭窄，黄韧带无增厚，椎间小关节未见异常。椎旁软组织未见明显异常。

（2）诊断：腰 1、2 椎体压缩性骨折。

4. 图像后处理

（1）VR 图像重建：显示病变前后位、后前位、右前斜位、左前斜位、右侧位、左侧位。如图 4-2 所示。

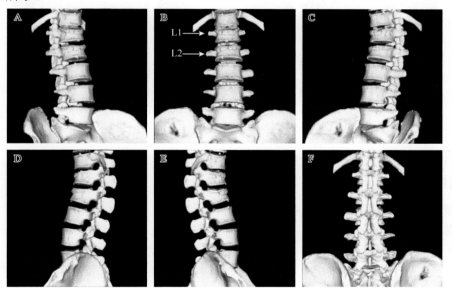

图 4-2　腰 1、2 椎体压缩性骨折 VR 后处理图像

A. 左前斜位图像；B. 前后位图像；C. 右前斜位图像；D. 右侧位图像；E. 左侧位图像；F. 后前位图像

（2）多平面重组：采用病变区的轴位、冠状位、矢状位图像。如图 4-3 所示。

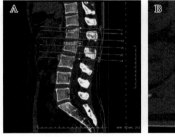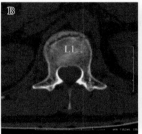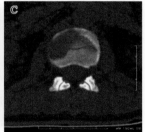

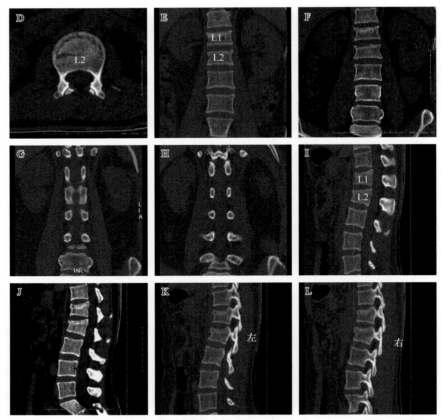

图 4-3　腰 1、2 椎体骨折多平面重组图像

A～D. 腰椎骨折兴趣区横轴位图像；E～H. 冠状位图像；I～L. 矢状位图像

（二）腕关节 Colles 骨折 CT 三维重建后处理

【病例 4-2】

1. 基本资料　患者，男性，46 岁。

2. 临床资料

（1）主诉：车祸外伤致全身多处疼痛伴左腕关节活动受限 40 分钟。

（2）现病史：患者骑摩托车与越野车发生碰撞，伤后感全身多处疼痛，以左腕为著，伴左腕关节活动受限。

3. 影像资料

（1）影像描述：左侧桡骨远段骨皮质不连续，骨折线累及关节面，断端向背侧移位；左侧尺骨茎突骨皮质不连，左侧手腕周围软组织肿胀。

（2）诊断：左侧桡骨 Colles 骨折，左侧尺骨茎突撕脱性骨折，周围软组织肿胀。

4. 图像后处理

（1）容积重建：通过前后位、后前位、左侧位、右侧位等显示骨折处，局部细节可放大拍摄，显示大致病变特征。如图 4-4 所示。

（2）多平面重组：利用软件通过 Batch 线，分割图像建立冠状位、矢状位、轴位图像显示骨折处病变特征，个别病变可放大显示其细节。如图 4-4 所示。

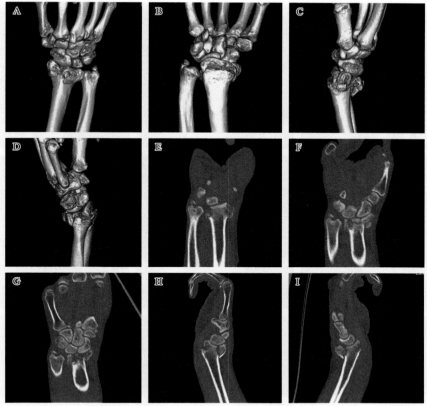

图 4-4 左腕关节 Colles 骨折 CT 三维重建后处理图像

A~D.左腕关节 VR 图像；E~G.兴趣区冠状位 MPR 图像；H~I.兴趣区矢状位 MPR 图像

（三）胫骨平台骨折 CT 三维重建后处理

【病例 4-3】

1.基本资料 患者，女性，42 岁。

2.临床资料

（1）主诉：摔伤致右膝关节肿痛伴活动受限 8 小时。

（2）现病史：患者于 8 小时前上班途中骑电动车时不慎摔伤，右膝部及头面部着地，后感右膝关节疼痛伴活动受限，右膝关节逐渐肿胀。

3.影像资料

（1）影像描述：右侧胫骨平台见多发线状透亮影，并累及髁间嵴，骨折区局部骨质塌陷，右膝关节腔积液伴周围软组织肿胀。

（2）诊断：右侧胫骨平台粉碎性骨折。

4.图像后处理

（1）容积重建：通过前后位、后前位、左侧位、右侧位等显示椎体，观察椎体大致病变特征。

（2）多平面重组：通过软件利用 Batch 线，分割图像建立冠状位、矢状位、轴位图像显示椎体病变特征，个别病变可放大显示其细节。如图 4-5 所示。

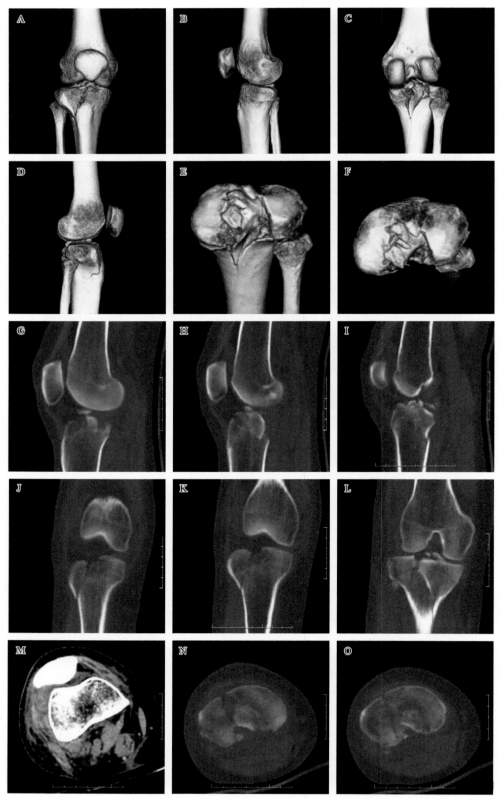

图 4-5　右侧胫骨平台骨折 CT 三维重建后处理图像

A～F. 胫骨平台 VR 图像；G～I. MPR 矢状位图像；J～L. MPR 冠状位图像；M～O. MPR 轴位图像；M. 轴位软组织窗图像

（四）股骨颈骨折 CT 三维重建后处理

【病例 4-4】

1. 基本资料　患者，男性，36 岁。

2. 临床资料

（1）主诉：摔伤致左下肢疼痛并活动受限 3 小时余。

（2）现病史：患者 3 小时前骑自行车时不慎摔伤（具体受伤机制不详）致左下肢疼痛伴有活动限。

3. 影像资料

（1）影像描述：左侧股骨颈骨皮质连续性中段，累及股骨颈及股骨头下，股骨颈短缩伴左髋关节周围软组织肿胀。

（2）诊断：左侧股骨颈粉碎性骨折。

4. 图像后处理

（1）容积重建：通过前后位、后前位、左侧位、右侧位等显示椎体，观察椎体大致病变特征。如图 4-6 所示。

（2）多平面重组：通过软件利用 Batch 线，分割图像建立冠状位、矢状位、轴位图像显示椎体病变特征，个别病变可放大显示其细节。如图 4-6 所示。

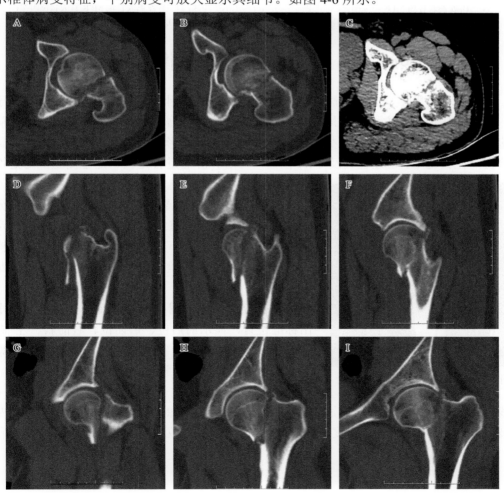

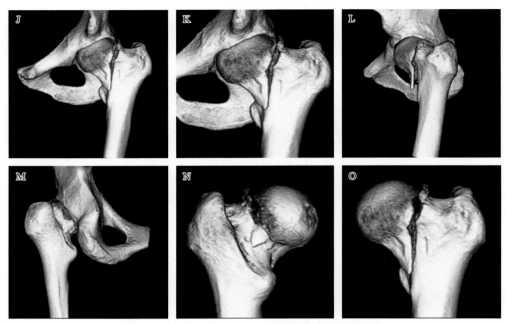

图 4-6　左侧股骨颈骨折 CT 三维重建后处理图像

A～B. 左侧股骨颈 MPR 轴位图像；C. 左侧股骨颈轴位软组织窗图像；D～F. 左侧股骨颈 MPR 斜矢状位图像；
G～I. 左侧股骨颈 MPR 冠状位图像；J～M. 左侧股骨颈 VR 图像；N～O. 左侧股骨颈 VR 去髋臼放大图像

第二节　四肢骨肿瘤的图像后处理

骨肿瘤种类繁多，且不同肿瘤的临床表现常相似，因此骨肿瘤的正确诊断依赖于临床、影像和病理三个方面紧密地结合和综合分析。骨肿瘤的临床表现缺乏特异性；病理学检查受到取材部位、数量多少及反应性成骨等因素的影响，亦有一定的局限性；影像学检查，尤其是 CT 重建检查及 CTA 检查，可对骨肿瘤进行定位、定量测量，对定性分析也有一定帮助。

骨肿瘤的平扫 CT 重建检查，可利用 CT 密度分辨率高，并结合多平面重组、容积重建的优势来确定骨肿瘤病变的部位、大小、形态以及与周围组织结构的关系；骨肿瘤的 CTA 检查，可以反映骨肿瘤的动脉供血情况。

先行容积重建（图 4-7），旋转至任意角度，重组出标准位置，显示前后位、后前位、右前斜、左前斜、右侧位、左侧位图像，有助于从多方位多角度观察骨肿瘤的位置及形态及骨肿瘤的供血情况。

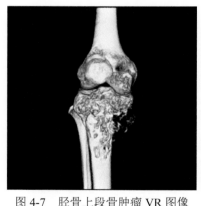

图 4-7　胫骨上段骨肿瘤 VR 图像

多平面重组，通过多平面重组软件利用 Batch 线，标线标定图像重组出骨肿瘤的冠状位、矢状位及轴位图像，根据骨肿瘤发生的部位及骨质破坏类型等，可进行任意角度斜面的重建，个别病变可放大显示其细节。如图 4-8 所示。

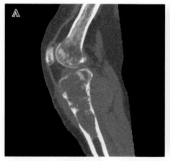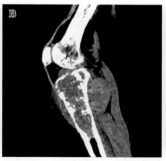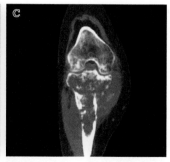

图 4-8　胫骨上段骨肿瘤多平面重组图像

A.矢状位图像；B.矢状位软组织窗图像；C.冠状位图像

　　MPR 重组图像层厚尽量采用扫描设备的 1 个或 2 个探测器的厚度，间距是层厚的 2～3 倍，采用骨窗或软组织窗进行观察。对于 CTA 图像，可以进行 MIP 重组，MIP 重组图像层厚约 5mm、层间隔 4～5mm，采用软组织窗 50～350HU 显示。随后进行排版打印胶片。

（一）下肢骨良性骨肿瘤的图像后处理

【病例 4-5】

1.基本资料　患者，男性，12 岁。

2.临床资料

（1）主诉：右小腿前侧肿物 2 个月余，伴疼痛 1 个月。

（2）现病史：患儿自诉于 2 个月前无明显发现右小腿前侧肿物，大小呈 3cm×2cm，质硬，无触痛，膝关节活动不受限，运动后感疼痛，休息可缓解，患儿未予重视。1 个月前活动后感右小腿疼痛加重，触之疼痛。

3.检查方法　右侧胫、腓骨 CT 轴位平扫及三维重建检查。

4.图像后处理

（1）容积重建：通过前后位、后前位、右前斜、左前斜、右侧位、左侧位等位置显示右侧胫、腓骨的容积图像，观察右侧胫骨上段骨肿瘤大体形态征象（图 4-9）。

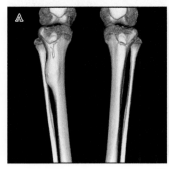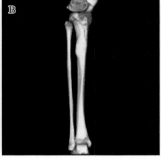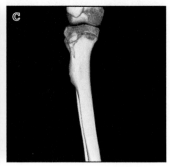

图 4-9　右侧胫骨上段骨肿瘤 VR 图像

（2）多平面重组：通过多平面重组软件利用 Batch 线，标线标定图像重组冠状位、矢状位、轴位图像显示右胫骨上段骨肿瘤细节特征，对局部病变可放大显示，细节观察右侧胫骨上段骨肿瘤骨质破坏类型及边缘，骨质破坏区内的肿瘤基质成分等影像学征象（图 4-10）。

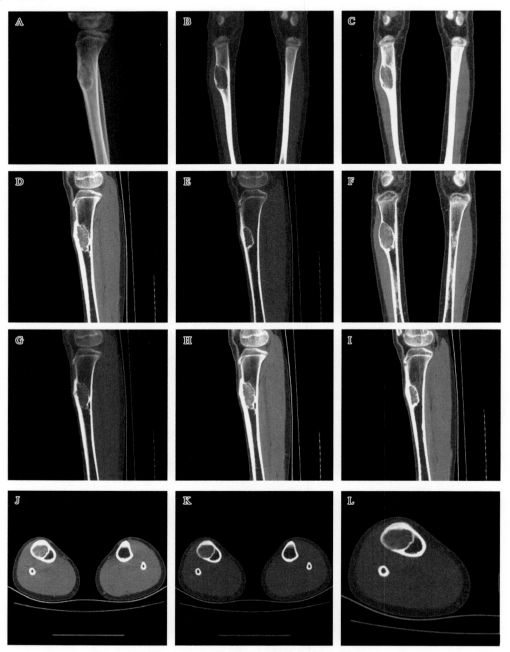

图 4-10　右侧胫骨上段骨肿瘤 MPR 图像

5. 影像学表现　右侧胫腓骨 CT 轴位平扫及三维重建检查影像学表现：右侧胫骨上段外侧皮质区及髓腔内膨胀性骨质破坏，骨质破坏边缘骨质硬化，边界清楚，骨质破坏区大小约 6.4cm×3.2cm。

6. 术后病理诊断　右侧胫骨上段前方骨化性纤维瘤。

（二）下肢骨肿瘤的图像后处理

【病例 4-6】

1. 基本资料 患者，男性，46 岁。

2. 临床资料

（1）主诉：左侧大腿肿物 10 年。

（2）现病史：患者自诉于 10 年前无明显原因无意中发现左侧大腿软组织肿物，触摸时明显，肿瘤较大，肿物活动差，质硬，无疼痛及局部红肿热痛，无双下肢疼痛、麻木活动受限，行走无不适，患者自觉肿物大小无明显变化。

3. 检查方法 双侧下肢 CTA 检查。

4. 图像后处理

（1）容积重建：通过前后位、后前位、右前斜、左前斜、右侧位、左侧位等位置显示双侧股骨平扫及 CTA 的容积图像，观察左侧股骨中段骨肿瘤大体形态征象及肿瘤供血动脉情况。

（2）多平面重组：通过多平面重组软件利用 Batch 线，标线标定图像重组冠状位、矢状位、轴位图像显示左股骨上段骨肿瘤细节特征，对局部病变可放大显示，细节观察左股骨上段骨肿瘤骨质破坏类型及边缘，骨质破坏区内的肿瘤基质成分等影像学征象。对于 CTA 图像，可行 MIP 重组，观察左股骨上段骨肿瘤的动脉供血情况（图 4-11）。

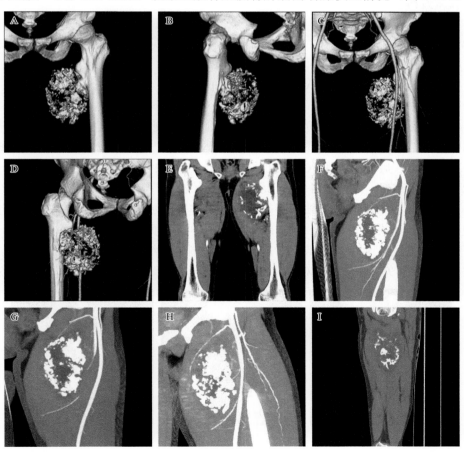

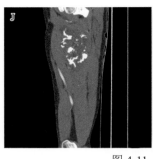
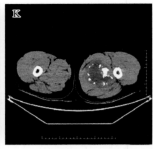
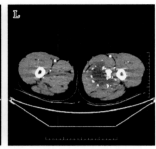

图 4-11　左侧股骨上段恶性肿瘤的后处理图像

A～D. 左侧股骨上段 VR 多方位图像；E～H. 左侧股骨上段 CTA 显示肿瘤供血情况；I～L. 左侧股骨
上段骨肿瘤 MPR 多方位图像

5. 影像学表现　左侧股骨上段内侧软组织见类椭圆形混杂密度肿块影，肿块与股骨上段内侧呈窄基底部相连，病灶大小约 9.6cm×7.4cm，密度不均匀，周边见多发斑片状，结节状钙化灶，钙化病灶结构紊乱，病灶中心区见片状低密度影。CTA 检查显示病灶边缘见异常的供血血管影，来自股动脉的分支动脉。

6. 术后病理诊断　（左侧大腿）符合软骨肉瘤 Ⅰ 级。

【病例 4-7】

1. 基本资料　患者，男性，51 岁。

2. 临床资料

（1）主诉：左侧大腿酸胀 2 个月余，肿胀 1 个月。

（2）现病史：患者自诉于 2 个多月前无明显原因出现左侧大腿酸胀感，休息时加重，行走时减轻，夜间明显，感左下肢无力，无发热、寒战。

3. 检查方法　双侧下肢 CTA 检查。

4. 图像后处理

（1）容积重建：通过前后位、后前位、右前斜、左前斜、右侧位、左侧位等位置显示双侧股骨平扫及 CTA 的容积图像，观察左侧股骨中段骨肿瘤大体征象及供血动脉情况。显示病变前后位、后前位图像；CTA 前后位、后前位图像。

（2）多平面重组：通过软件利用 Batch 线，标线标定图像重组冠状位、矢状位、轴位图像显示左侧股骨中段骨肿瘤细节特征，对局部病变可放大显示，细节观察左侧股骨中段骨肿瘤骨质破坏类型及边缘，骨质破坏区内的肿瘤基质成分等影像学征象。对于 CTA 图像，行 MIP 重组，观察左侧股骨中段肿瘤及周围软组织的动脉供血情况。重组出病变区轴位、冠状位、矢状位图像，对于 CTA 图像，可以进行 MIP 重组图像，如图 4-12 所示。

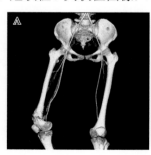
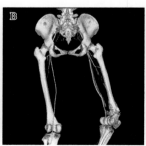
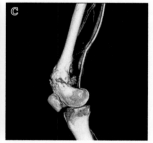

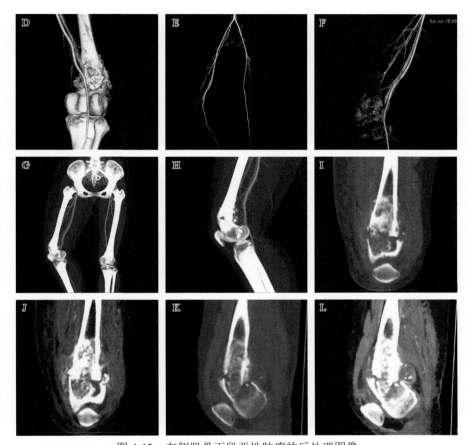

图 4-12　左侧股骨下段恶性肿瘤的后处理图像

A～F. 左侧股骨下段 CTA VR 图像；E～F. 左侧股骨下段去骨 CTA VR 图像；G～H. 左侧股骨下段 CTA 多平面重组图像；I～L. 左侧股骨下段 MPR 局部放大图像

5. 影像学表现　左侧股骨下段骨质破坏，骨髓腔密度不均匀，可见骨膜反应，周围见软组织肿块硬。CTA 检查显示股骨中段骨质破坏区及周围形成的软组织肿块不均匀强化，软组织肿块边缘见多发异常的供血的血管影，来自股动脉的分支动脉。

6. 病理诊断　左侧股骨下段骨肉瘤。

参 考 文 献

中华医学会放射技术分会传染病影像技术专业委员会结核学组, 中华医学会结核病学分会影像专业委员会. 来守永, 赖声远, 刘
    霁雨, 等. 2020. 胸部 CT 扫描规范化专家共识 [J]. 中国医疗设备, 35(2): 185-189.

中华医学会呼吸病学分会间质性肺病学组, 中国医师协会呼吸医师分会间质性肺疾病工作委员会. 2019. 特发性肺纤维化急性
    加重诊断和治疗中国专家共识 [J]. 中华医学杂志, 99(26): 2014-2023.

中华医学会神经病学分会, 中华医学会神经病学分会脑血管病学组. 2020. 中国脑血管病影像应用指南 2019. 中华神经科杂志,
    53(4): 250-268.

中华医学会影像技术分会, 中华医学会放射学分会. 2016. CT 检查技术专家共识 [J]. 中华放射学杂志, 50(12): 916-928.